一生痛まない強い腰をつくる

金岡恒治
整形外科医・オリンピック日本代表帯同ドクター

高橋書店

はじめに

「この本を読んだだけで、腰から痛みが消えていく」と言われたら、あなたは信じますか?

おそらく「そんな話は信じられない」「あやしい」と思われる方も多いでしょう。たとえば、あなたのほしいものが驚くほど安く売っていたとしても「何かウラがあるはず」と思って買うのをためらう。これが人間の心理というものです。

でも「じつは自社工場でつくっているから中間マージンがかからない」「目立たないところに小さな傷があるから」などといった納得できる安さの理由を知れば、不安感はかなり薄れます。

理由を知り、不安を取りのぞく。

腰痛も、このしくみで軽減できるケースはたくさんあります。

腰痛は、全人口の85%が感じたことがあると言われているだけに、さまざまな方がそれぞれの理論を述べています。そのため書店には、腰痛本が数多く並んでいます。

本書を執筆するにあたり、そのうちの数十冊に目を通しました。


本書と同じ慢性腰痛を扱った本の内容は、大きくふたつに分けられます。

ひとつは、原因を医学的に説いたもの。これは時代によってトレンドが変わります。以前は背中を反らす体操など、医学博士が考えた運動をすすめるものが主流でしたが、近年ではストレスなど「心理的要因」から解説したものが増えました。じつは冒頭で述べた「読むだけで、腰痛が消える」というのも、これに類するものです。

もうひとつは、実体験や経験則から説いたもの。これは、みずからわずらったり長年施術し続けたりしたことから導き出された仮説を、自己流にひも解いて結論づけていました。たとえば、骨盤のズレや筋肉のコリといったものを根本原因とし、強い言葉で断定したものなどがあげられます。しかし残念ながら、医学的なエビデンス（根拠）の見あたらないものばかりでした。

それらが間違いなのか、と言われると、そんなことはありません。導き出された結論だけを見れば、決して間違いではないものもあります。

ただ総じて言えるのは、ひとつの真実を誇大に取り上げすぎだということです。


腰痛は、ひとつの真実ですべてを語れるものではありません。

どの本なら私がこれまで診てきた何万人もの患者さんにすすめられるかを考えると、精神的ストレスが強い方は心理的要因を紹介した本の一部、体に負担がかかっている方は運動の本で紹介された体操、と病状によって適した本は大きく変わります。

でも、自分の腰痛と本の内容が合わなくても、痛みは軽くなる人がほとんどです。


本は、痛み止めのクスリと似ています。

もし仮に、あなたの痛みとまったく関係のない理論だったとしても「腰痛の原因はこれ!」と断言されただけで痛みと不快感で占められていた脳が整理され、気がラクになって痛みは軽くなるのです。ただ残念なことに、このような痛みの軽減は時間とともに効果が薄れ、結局、前と同じ痛みが再発します。

そんなことにならないよう、多くの方の腰痛を終わらせることを考え抜いて出た答えが本書です。

冒頭でも述べたように、腰痛は「理由を知り、不安を取りのぞく」ことができれば、軽くなっていきます。腰痛には多くの真実がありますが、残念ながら体系的にわかりやすくまとめられた本はありませんでした。そのため腰痛に苦しむ多くの人は「痛む理由を知りたくても知れない」という現状になっています。本書では、この部分にメスを入れ、医学的根拠にもとづく腰痛の真実をわかりやすい形でまとめました。


腰痛の正体がわかれば、ほかの本と同様に脳はすっきりと整理されます。しかも本書で紹介しているのは臨床データにもとづいた腰痛の真実なので、切れることのない痛み止めとなり「頭から腰痛を終わらせる」ことができます。

腰痛に対する意識を変えられたら、次は痛みの根本原因にはたらきかけます。そのために、たった1か月で痛みを激減させるメソッドを紹介します。

以前このメソッドを用いて、慢性腰痛を抱える40～60代の男女の患者さんに、私が所属する早稲田大学で臨床研究をおこないました（Ota M,Kaneoka K et al.JPTS,2011）。

1回10秒で終わるかんたんな動きを、1日たった2分ほど続けてもらった結果、「1か月で、痛みが5割も減った」という喜ばしい効果が認められました。これは参加者の平均値なので、なかには1か月で約9割ほど軽減した方もいらっしゃったほどです。

そして6か月続けたころには、なんと最初に感じていた痛みから平均8割も激減させられたのです。ここまでくると、ほとんどの方に「痛みのない生活」がおとずれたと言ってよいでしょう。

「寝ているだけでも痛かったのに、今では山登りが趣味になりました」（40代・男性）

「階段も上れないほど辛《つら》かったのが、30キロメートルも走れるようになってびっくり」（60代・女性）

「7年以上苦しんでいた痛みから解放されただけでなく、『10歳くらい若返ったね』と言われたんですよ」（50代・女性）

私は、医師になってから25年間、おもに大学附属病院整形外科の脊椎《せきつい》外科専門医をしながらさまざまな患者さんを診てきました。ごく一部ですが、これらはかつての患者さんからじっさいに寄せられた声です。

じつはこのメソッドは、オリンピック競泳選手などの体幹トレーニングにも取り入れられています。私は２０００年のシドニーオリンピックから計４回、約12年間、競泳のスポーツドクターとして、また日本代表選手団の本部ドクターとして世界の舞台に立つ選手をサポートしてきました。水泳は腰を酷使するスポーツで、ちょっとした異常が増幅されてパフォーマンスを著しく落とすことがあります。だから腰のケアは非常に重要なのです。

２０１２年のロンドンオリンピックで、日本の競泳チームは過去最多の11個のメダルを獲得するに至りました。これは体幹筋に重きをおいた運動の成果が花開いたものだと、多くの関係者が認めています。この運動のなかから腰痛治療に最適なものを選び抜き、ふだん運動をしない人でもラクに続けられるようアレンジしたものを紹介します。

アスリートの壮絶な腰痛を緩和させ、痛みを消してきた経験が、一般の患者さんに活かせるという確信が得られたからこそ、まとめられたメソッドなのです。

本書のメソッドは、1回たったの10秒。

でもその10秒は、「意識が変わった」あとでおこなう10秒であり、科学的実験にもとづいた10秒なのです。単なる筋トレとは、まったく違います。

本書を、順を追って最後まで読んでいただければ、今まで付き合ってきた腰痛は、あなたの知っているものではなくなります。ずっと抱えていた疑問が消えるとともに、我慢できない痛みも消えていくでしょう。

とにかく今の痛みをなんとかしたい、その一心で本書を手に取ってくださった方に、私はできれば「痛みを消す」以上の、一生役立つ考え方をさし上げたい。

このようなことを思い、私は本書の執筆に至りました。

CONTENTS

第1章 なぜ、あなたの腰痛は治らないのか？

第2章

世界最先端の理論でひも解く痛みのしくみ

第3章

1か月で強い腰をつくる 10秒の真実

第4章 一生痛みのない生活を送る「構え」の極意

STAFF
構成・執筆協力　大野マサト
装幀・本文デザイン　河南祐介（FANTAGRAPH）
イラスト　おおさわゆう
DTP　天龍社

第1章

なぜ、あなたの腰痛は治らないのか？

すべての腰痛には、理由がある

自分の腰がどうして痛いのか、その理由はわかりますか？

たとえば「椎間板《ついかんばん》ヘルニア」など、病院で具体的な病名を告げられた方なら痛みの原因はわかると思います。

でも多くの方は病院には行っていない、または行ったけれど「とくに異常はありません」と言われ、原因がわからなかったのではないでしょうか。

この痛みのしくみをすべて説明できる人は、世界でもわずかだと思います。

腰痛の85％以上は原因不明。

腰痛でお悩みの方なら、一度はこの言葉を目にしたことがあるでしょう。

これが「痛みの原因はわからない」を示す言葉ではないことを、これからご説明します。

かんたんに言うと、**腰痛は〝見える腰痛〟と〝見えない腰痛〟のふたつに大別できます。**

〝見える腰痛〟とは、レントゲンやMRIなどの画像診断により、骨の異常などが認められる腰痛。正しい名称は「特異的腰痛」といいます。

椎間板ヘルニア、腰椎すべり症など「腰痛」という言葉を使わない症状のことで、病院をおとずれた方の2割くらいが、症状の大小はあるもののこれに属します。

〝見えない腰痛〟とは、画像診断で判別できない腰痛のこと。正しい名称は「非特異的腰痛」です。

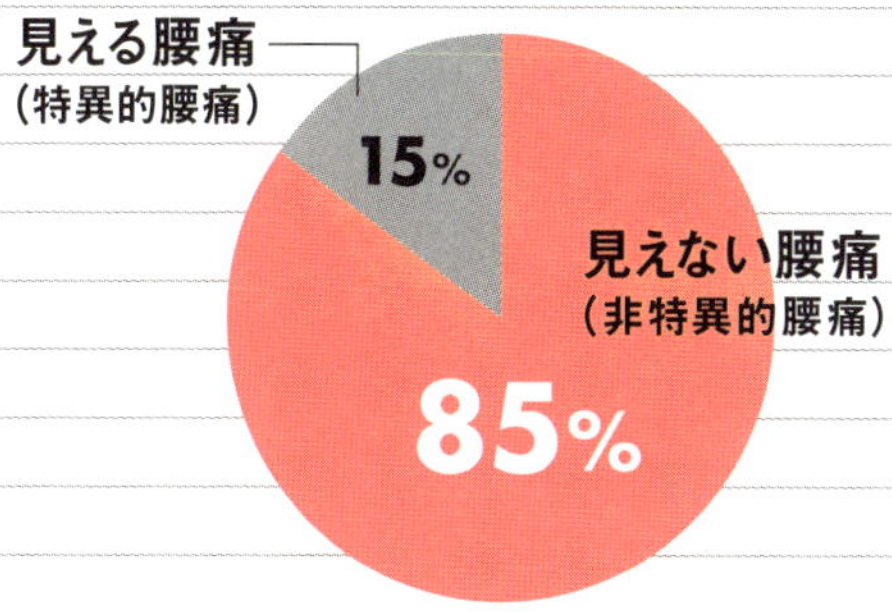

病院をおとずれる腰痛患者の8割以上がここに分類されます。たいてい、はっきりとした治療法はとくに示されないまま痛み止めや湿布を渡されるだけで診察が終わってしまいます。

つまり「腰痛の85％以上は原因不明」とは、この〝見えない腰痛〟をさしているのです。

「原因不明」なら「もうどうしようもないんだ」とあきらめてしまいそうですが、単にレントゲンの画像には異常が見あたらないだけ。でも原因を特定するのは、外来の短い診察時間のなかでは困難です。

「どうして、私は腰痛になってしまったのか？」

このように聞かれたら、たしかに原因はわかりません。腰痛は、肥満、喫煙、姿勢、生活サイクル、さらには遺伝、老化など、複数の原因がからみあってつくられた症状なので、みなさんが腰痛になった経緯を特定することはどんな名医にも不可能でしょう。

しかし、「どうして私の腰は痛むのか?」と痛みのメカニズムを聞かれたならば、はっきりと答えられます。

〝見えない腰痛〟は、画像診断では「見えない」がゆえに、医学界でないがしろにされてきたように感じます。

でも、多くの研究者や医師の研究や実験により、かつて「原因不明」と言われた〝見えない腰痛〟は、今や痛みのしくみやプロセスをほぼ説明できるようになりました。

これは第2章でくわしく説明しますが、その前に、同じ体なのになぜ痛みが軽いときとひどいときがあるのかという謎を解明することから、始めていきたいと思います。

腰痛を生み出すのは「脳」と「骨」

そもそもあなたの腰痛を生み出す根本的な原因は、何なのでしょうか？　じつはもとをたどると、たったふたつに集約されます。

ひとつは、腰の骨（Ｂｏｎｅ）です。骨にまつわる部位、たとえば関節や椎間板などに異常が出て、さらにここが刺激されることで出る痛み。

そして、もうひとつは脳（Ｂｒａｉｎ）、つまり心からくる痛みです。

つまり**腰痛は、骨と脳（ＢｏｎｅとＢｒａｉｎ）の、ふたつのＢからきている**のです。

左のイラストを見てください。腰痛は、腰の骨に何らかの異常が生じ、痛みのダイヤルがギュッとひねられることからスタートします。ここから痛みの情報が脳に送られることで「痛い」と感じます。しかし、骨でひねられたレベルの痛みしか感じないわけではなく、じっさいは脳で拡声器のように痛みが拡大されてから感じるのです。

じつは腰の痛みは、心理状態によって大きく増幅されてしまうことが、多くの研究によって明らかにされています。

つまり心からくる痛みは、感覚的な話ではなく、きちんと臨床研究で実証された結果

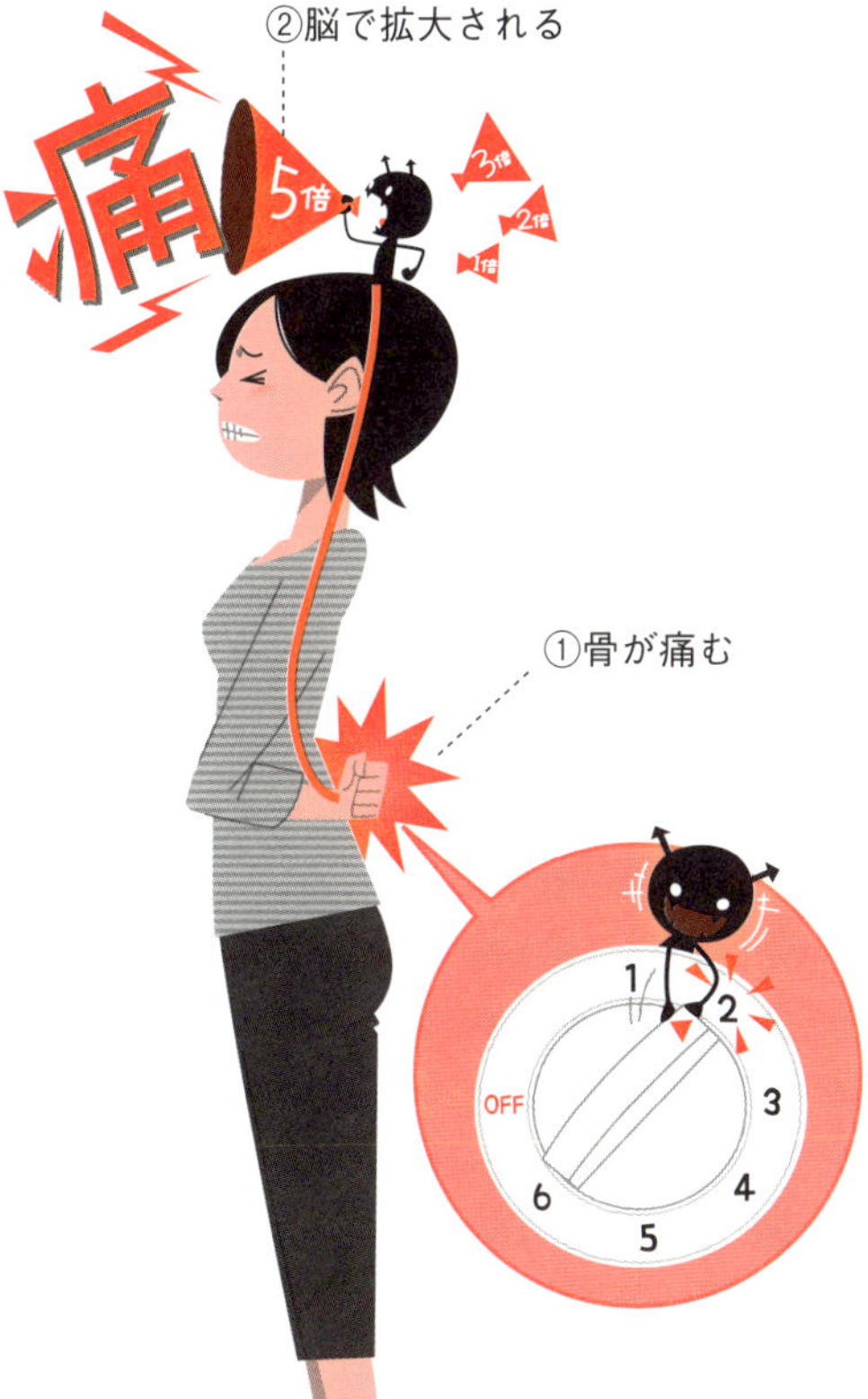
②脳で拡大される
痛
5倍
3倍
2倍
1倍
①骨が痛む
1
2
3
4
5
6
OFF

腰で2だった痛みが脳で5倍に拡大され、10の痛みを感じるケースも

なのです。
たとえば下に示した表は、運動療法によって痛みが緩和するとともに心理的障害も改善していることを示すデータです。このことからも、心と痛みは決して別ものではなく密接に関係していることがわかります。

腰の痛みは、わずらったことのない人からは理解されにくい悲しい症状です。

腰が痛いとどうしても、生活に制限がかかってイライラや無気力を誘発しがちです。病院で「異常なし」と診断され、「もしかしたらまわりから〝痛いフリをするな〟と思われているのでは？」といった懸念からストレスを溜めてしまう人も大勢います。

こうして、**ストレスが強くなるほど痛みを強く意識**

運動療法前後におけるQOLの各項目の変化

	疼痛関連障害	腰椎機能障害	歩行機能障害	社会生活障害	心理的障害
運動前	71 (0-10)	67 (17-100)	86 (0-100)	57 (3-100)	56 (39-75)
運動後	100 (14-100) ※	100 (42-100) ※	100 (36-100) ※	92 (57-100) ※	69.5 (45-96) ※

改善

※ P.1 運動前後の比較　(Ota M,Kaneoka K et al.JPTS,2011)

し、ささいな痛みでも脳は拡大解釈して激しい痛みにおそわれる。このような「痛みの負のスパイラル」におちいっていくのです。

では、なぜストレスが痛みを大きくしてしまうのでしょう？

脳には、痛みをやわらげるシステムがそなわっていますが、慢性的な痛みが続くと、痛みを認知する、脳の「疼痛感覚野《とうつうかんかくや》」という部位が過敏になり、痛みを強く感じます。逆に、何でも前向きにとらえられる心があれば、痛みは軽くなるといえます。

アスリートはメンタルが強いとよく言われますが、じっさい彼らはたいていポジティブです。とくにオリンピックでメダルを獲るような選手の頭の中は、みなさんの想像を超えるほど前向きです。

私がかかわった選手のなかで、とくに競泳の北島康介選手は前向き思考です。

たとえば北京オリンピックの直前に、アメリカのブレンダン・ハンセン選手と比較され、プレッシャーを感じている、という報道がありましたが、私が当時の北島選手にたずねてみたところ、「プレッシャーなんて全然ありませんよ」と軽く笑いとばされてしまいました。

アスリートの腰痛は、脳で痛みが大きくなる、ということはあまりありません。先ほど紹介したイラストで示すと、左のようになります。

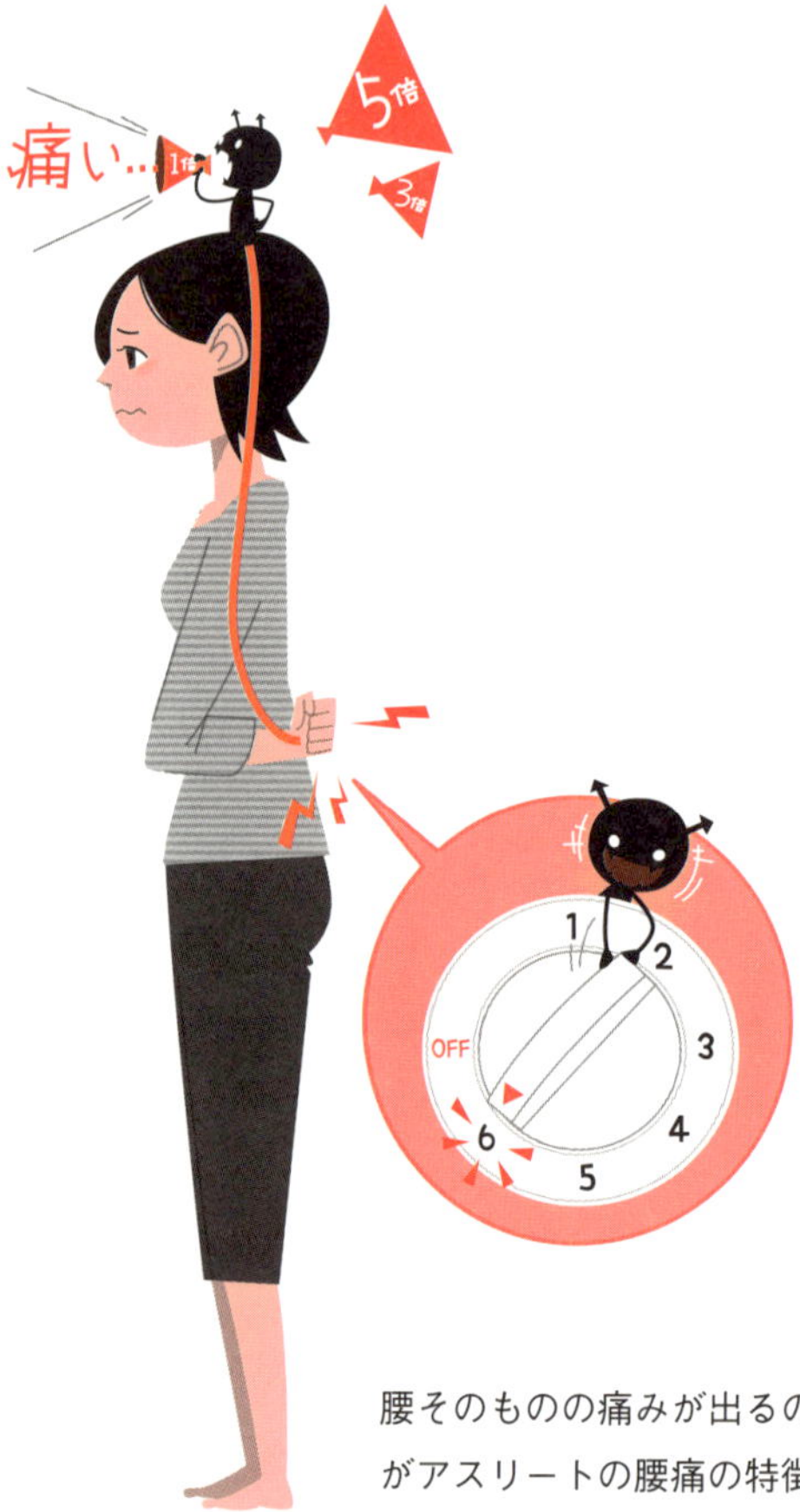

腰そのものの痛みが出るのがアスリートの腰痛の特徴

アスリートの場合、一般の人よりも腰を大きく反らすとか、何度もジャンプする動きとかが多いため、「腰の骨にかかる負荷」は強くならざるを得ません。そのため、いくらメンタルで痛みを増幅させることがなくても、みなさんと同じような痛みに悩まされてしまいます。しかし多くの方は、もともとの痛み以上に、脳で増幅された痛みを感じている割合があまりにも大きいのです。

つまり「腰痛はストレスからくる」は、あながち間違いではありません。長年、腰痛をわずらってきた方で「孫ができたら腰痛が治った」「仕事が変わってから腰痛を感じなくなっていることに気づいた」「犬とくらし始めたら治った」など、心模様が好転したことで腰痛が治った例はたくさんあります。

ただ、私は整形外科医です。「何でも前向きにとらえてください」という言葉だけで患者さんの心を好転させることが専門ではありません。

そんな私でも、みなさんのストレスを減らす方法を知っています。

それは、腰痛をくわしく説明し、しくみを知ってもらうことです。

一生役立つ、脳から痛みを取りのぞく法則

では、腰痛を「知る」ことで脳から痛みが消えていく過程を見ていきましょう。

多くの方は、ふだんふとした拍子に「痛い！」「ああもう嫌だ」「どうすれば治るのかなあ」など、ネガティブな感情で頭がいっぱいになっているでしょう。

これは**脳が腰痛に支配されている**と言っても過言ではありません。

みなさんの大事な人生、もっと楽しいことやおもしろいことを感じながらすごせるはずなのに、「痛い」「辛《つら》い」といった感情で頭の中を埋め尽くすなんてもったいないことです。

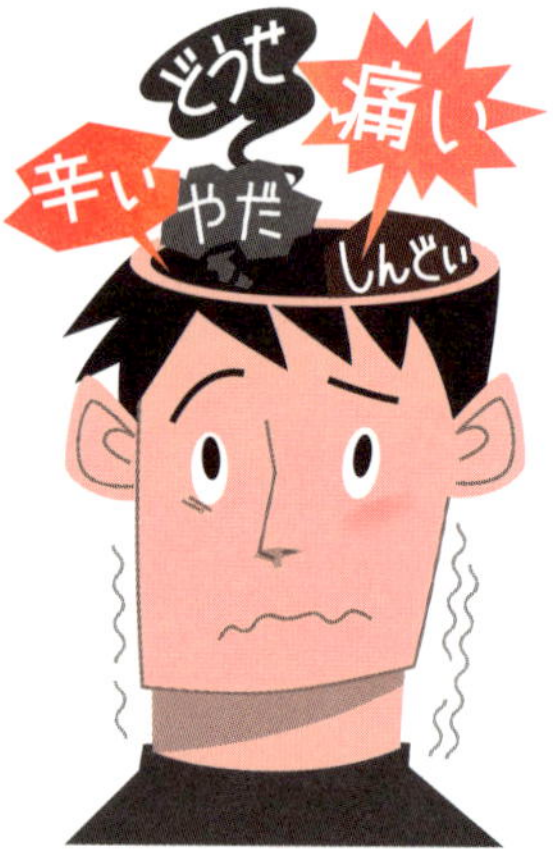

では、この脳内の「痛い」を消すにはどうすればよいのでしょうか？　答えは、自分の痛みがどこから出ていて、どのように痛みを感じているのかを知ること。つまり第2章で紹介する「痛みの出身地を知る」ことで、腰痛は軽くできるのです。

腰痛がおこると頭の中が痛みで埋められてしまう根本には「なぜ、痛いのかわからない」という困惑が潜んでいます。

「正体がわからない」というのは、人間にとって非常に大きなストレスです。

「幽霊の正体見たり枯れ尾花」。

たとえばお化けにしても、正体がわからないから怖いというのは、昔から言われていることです。「なんだ、枯れ木か」と正体がわかったら、とたんに恐怖心は消えて心がスッと軽くなります。

腰痛も同じです。**自分の腰痛の理由がわかると、腰痛に対する意識が大きく変わります**。

おそらく本書を読めば、「痛い！」で止まっていた思考がこのように変化します。

「痛っ！　なるほど、腰を前屈させると痛いということは、これは椎間板からきているんだな。だったら、少し腰を反らせて椎間板への刺激を減らそう」

今の段階では、これが何を意味するのか、どういう感じなのかわからないかもしれませんが、**腰痛を理解すると、痛みがおそってきても自分の腰の状態を判断できる**ようになります。そして、「なるほど」と強く納得できるほど、腰痛が頭を支配することはなくなり、痛みが今より段違いに小さくなっていきます。

しかも、**この方法は腰痛だけでなく体のあらゆる不調に応用できます**。

痛みの増幅は、腰痛だけにあてはまるものではありません。腰痛の場合は「原因不明」というわさのせいで、不安、イライラなどが出やすくなりますが、肩コリやひざ痛など、腰痛と同じように体を動かすのがおっくうになる症状は、すべからく脳が痛みをオーバーに感じさせているおそれがあります。

本書によって腰痛が軽くなれば、「原因さえわかれば怖くない」と考えられるようになります。この意識をもつだけでも、痛みによる脳の支配から解き放たれるため、脳が痛みを増幅させる割合は減っていきます。

また、本書で腰痛が軽くなれば、自力で回復させたという「成功体験」が脳にインプットされます。成功体験は心にとってのごちそうです。心は大きく前向きになり、今後は腰痛以外でもみなさんの健康を支えてくれることでしょう。

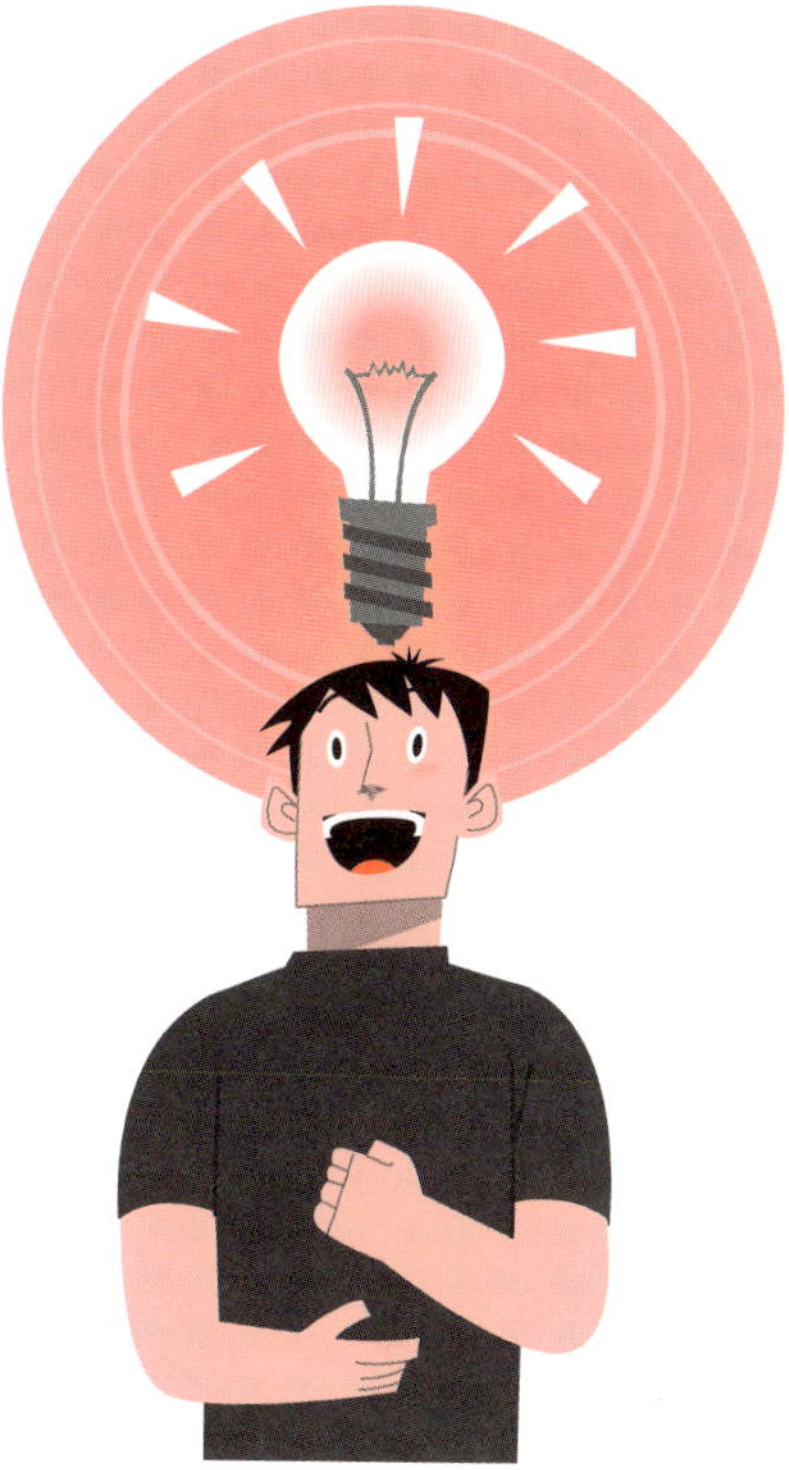

今度こそ続けられる「強い腰」のつくり方とは

脳によって増幅された痛みが消えても、痛みを生み出す大もとである腰の骨への刺激が減らなければ、そのぶんの痛みはおそってきます。

そこで次は、腰の骨にかかる負荷を、体を動かすことで減らしていきます。

「体操や運動ならもう試したよ」という方も大勢いらっしゃるでしょう。

たしかに運動で筋肉をつける腰痛治療は、多くの方が実践しています。そして私自身、多くのアスリートや患者さんを治療してきて、運動療法の効果を強く実感しています。

しかし多くの医師や治療家がさまざまな運動療法を推奨してきたにもかかわらず、腰痛に悩む方が減っているとは思えないのです。

おそらくその理由は、効果だけに着目し、**痛みを抱えて運動する人の気持ちにまで至**

れていないことにあると思います。運動は、続かなければ意味がありませんが、これまでの運動療法はいかに続けやすいかにはあまりスポットをあてていなかったのではないでしょうか。

たとえばダイエットは、毎年のように新しいメソッドが出てきます。これまでどんなダイエット法がはやったか覚えていますか？　ざっと思い浮かべるだけでも、いくつもの方法がみなさんの頭をよぎることでしょう。

しかし医学的に考えれば、痩せるために必要なのは、たったのふたつ。「適度な食事」と「適度な運動」だけです。

かんたんに言えば、摂取エネルギーが消費エネルギーより少なければ、体内の脂肪が使われ、どんどん痩せていきます。ただ、これだけでは筋肉がおとろえ不健康になってしまうので、運動によって身体機能を損なわないようにします。

痩せるために必要なのは、シンプルに、たったこれだけです。

これは多くの方が知っている事実です。しかし**理屈がわかっていても、実行に移すのは難しい**もの。だからこそ、これほど多くのダイエット法があふれているのです。

運動療法も同じです。運動をして筋肉をつければ体が安定し、腰の具合もよくなっていく。しくみはとてもシンプルです。「それくらい知ってるよ」という方もたくさんいらっしゃると思います。

でも、「これを本当に実践できるか？」というと、なかなか難しいのではないでしょうか。

だれだって嫌なことは続けたくありません。とくに腰が痛いときは、なおさら運動なんてしたくないと思います。

そこで、「どうすれば、どんな状況でも嫌になることなく、運動を続けられるのか？」と考えた結果、３つの条件を自分に課して改めて運動療法を考えました。

- **科学的根拠にもとづいている**
- **短い時間でどんな状況でも手軽にできる**
- **成果がすぐに実感できるほど、運動効果が高い**

本書の動きは、このすべてを満たしたものです。

運動習慣のある方なら、ご存じかと思いますが「ラクして大きな効果を得る」というのは虫のよい話です。

でも、腰痛治療できたえるべき筋肉は小さい筋肉たちです。そして、**小さい筋肉をきたえる場合、動きの激しさは効果にさほど関係ありません**。小さな動きでも、ターゲットの筋肉をどれだけしっかり刺激できるかが重要なのです。

これがなせれば、虫のよいラクな動きでも、大きな効果を得られます。

100歳からでも腰痛は激減させられる

いくらかんたんで虫のよい運動といえど、加齢や運動能力に対する自信のなさから「どうせ、私がやっても」と考える方も多いのではないでしょうか。

そこで、動き始める前に、心得ておいてほしいことがあります。それは、自分の体を信じること。**筋肉は、どんな人でも何歳になっても、動けば必ずきたえられる**のです。

100歳の双子で有名な「きんさんぎんさん」の成田きんさんは、なんと**105歳のときにふくらはぎの運動を始めた**そうです。**およそ3か月続けると、それまで自力で歩くのさえ困難だったのが、杖なしでも歩ける**ようになりました。

多くのメディアで取り上げられた話なので、ご存じの方も多いと思いますし、腰痛の話ではありませんが、適切な運動さえすれば筋肉は何歳になっても応えてくれるという特性を理解しやすい例だと思います。

私が治療してきた患者さんのなかには、70歳、80歳を超えた方も大勢いらっしゃいますが、本書の運動を試し、今まで使っていなかった筋肉の使い方がわかると、4〜6週間で腰痛がやわらぎ始め、最初はキツかった動きもラクにできるようになっていきました。

腰は体の要《かなめ》なので、ここに痛みが生じると、何もする気がおきなかったり、集中力が持続しなくなったりと、自分の体が自分を裏切っているような気持ちになることがあるとは思います。しかし**何もせず痛みに耐えているだけでは、腰痛がよくなることは絶対にありません**。

筋肉は、ほうっておけばどんどん減っていきます。でも、ご安心ください。筋肉には「サテライト細胞」といって、何歳になっても増殖する細胞があるのです。これがあるかぎり、筋肉は何歳になっても、何度でもよみがえります。

こうして腰痛が消えていく

ここまで紹介したことをまとめます。

腰痛をおこしているのは、腰の骨と脳のふたつです。

このふたつに正しい対策をすると、あなたの腰痛はどう変化していくのでしょう。

まず第2章では、脳が増幅させる痛みを「出身地を知る」ことで小さくします。腰が痛いとき、みなさんの腰の中で、どのようなことがおこっているのかを知り、自分の腰痛の原因箇所を探っていくのです。これにより腰痛は「原因不明」ではなくなり、脳が無駄に痛みを拡大することもなくなっていきます。

続いて第3章で紹介する動きを続け強い腰をつくることで、骨からくる機械的な痛みも小さくします。すると、左のイラストのようになります。

信じられない話も多いかもしれませんが、**腰痛は知れば変わり、動けば変わる**のです。

そして「知る」ことで、脳が増幅させる痛みを、「動く」ことで骨からくる痛みを、それぞれ捨て去ることができれば、今とはまったく違う生活が待っています。

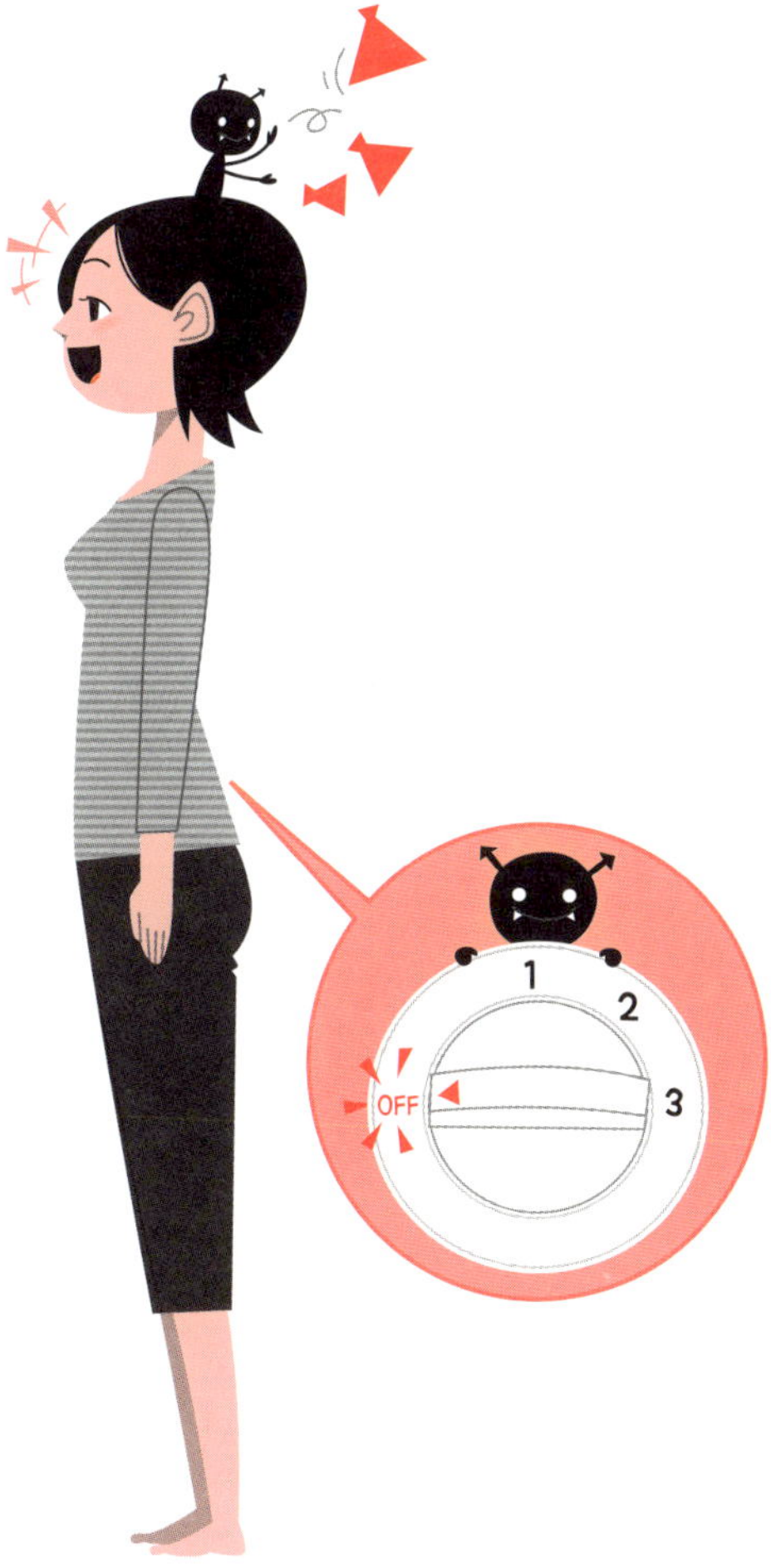

病院に行っても、腰痛は治らない？

第2章からは、腰痛のしくみを解明していきますが、その前に、病院との付き合い方についてご紹介します。これは病院に行ってがっかりした方はもちろん、行くのをためらっている方にも役立つ話です。

まず、病院での治療についてですが、私が一般の患者さんを診ていたときは、1人あたりほんの5分程度しか診療時間がとれませんでした。これでは原因もくわしく説明できず、痛み止めや湿布を処方しただけで終わってしまいます。

なかには、痛いのに「異常ありません」と言われ、もやもやした思いを抱えた経験のある方もたくさんいらっしゃると思います。

なぜ、そうなるかというと、ここには病院の抱える事情がからんでいます。

じつは、大きな病院の医師が腰痛患者さんを診る際のポイントは「手術する必要があるか否か」に集約されているのです。

大きな病院の使命は、ほうっておくと麻痺が進んで歩けなくなったり、生命の危険をともなったりするような重症の患者さんを治療することにあります。このような状態になった患者さんをあらわす「レッドフラッグ」という言葉もあるくらいです。レッドフラッグの患者さんの場合、自然治癒という選択肢はなく、病院で治療するしか道はありません。そのため手術設備がととのった病院では、このような患者さんを見逃さないことが第一の責務となります。

少し生々しい話になりますが、ふつうの会社と同様、病院にも「経営」というものがあります。

日本は、国からの補助も手厚いため、比較的気軽に病院に行ける国です。たとえば**日本で1回1万円のMRIも、アメリカでは5〜6万円かかる**など自己負担が大きくのしかかります。その反面、アメリカでは1回の診療時間は長く、医師とじっくり話せると聞きます。

日本では自己負担が少ないぶん気軽に来院される方も多く、腰痛の原因を細かく説明したり予防方法をくわしく伝えたりといった時間をとると、いらっしゃった方全員を診察しきれません。こうした事情から、どうしても「手術が必要かどうか」という基準で診ざるを得なくなります。

だから「病院で腰痛は治らない」と言われてしまうのです。

本書では「すべての腰痛が完治する」など大げさなことは言いません。本書のメソッドでも治せない腰痛はあるということは、あらかじめ明言しておきます。

そこで、ここから先を読む前に、あなたの腰痛が病院での診断を必要とするものかどうかをチェックしてください。「レッドフラッグ」と診断されてしまった方は、病院での治療が必要です。

次のふたつに該当する方はいらっしゃいますか？

①24時間以上痛みが引かず、夜間、痛みで目がさめて眠れない

②3日以上ひどい痛みが続き、日ごとに強くなる

もし、どちらかにあてはまるなら、ここで本書を閉じてください。

そして、なるべく早く、整形外科を受診してください。

腰痛は、人によって痛みの程度が異なります。そのため痛みと病状の重さが合致するとはかぎりませんが、レッドフラッグと診断される腰痛には、たいてい尋常でない痛みが生じています。右のような痛みを感じるなら、まず病院での画像診断をおこなってください。

もし、どちらにもあてはまらず、痛みが小さくなったり大きくなったりする腰痛なら、とりかえしのつかない病状になっていることは少ないと考えてよいでしょう。

ただ、本心を言わせていただくと、それでも、病院に行ったことがない方は、一度は受診していただきたいと考えています。くりかえしになりますが、**痛みと重症度は必ずしも合致しません**。

そのため、痛みは大きいけれど病状は軽かった、ということもあれば、痛みは小さいけれど調べてみたら重い病状だったということも、充分あり得ます。

「病院に行っても腰痛は治らない」

よく言われることですし、現状ではそのとおりだとも思います。しかし考えようによっては、病院で「痛みがひどくなったらまた来てください」と言われる程度なら「病状自体は軽度なんだ」と前向きに考えることも可能です。その宣告を受けてもらうためだけでも行く価値はあると思います。

また、この宣告を受けた方ならば、痛みがよほどひどくならないかぎりは、もう病院に行く必要はないことがわかります。

あとは本書で**「強い腰」さえつくれれば、一生病院に行かずにすごすことも夢ではありません**。

痛みのないくらしは、意外とかんたんに手に入るかもしれませんよ。

第2章

世界最先端の理論でひも解く痛みのしくみ

腰痛大国、日本だからわかったこと

あまり知られていませんが、日本は腰痛の基礎研究において、世界一の実力をもっています。地道さ、勤勉性など日本人特有の気質もあってか、日本の研究者は論文の発表数も非常に多く、世界中の医学関係者から基礎研究の研究成果を認められています。

基礎研究というのは、物事の原理の研究、すなわちしくみを研究することです。つまり**「腰痛のしくみ」に関しては、日本は世界一の理論を誇っている**のです。

腰痛は「8割の人が一生に一度は経験する」と言われています。

これは日本にかぎったことではありません。世界中の国々でこのように言われているのです。

人類の8割ということは、世界の人口を70億人と仮定すると、じつに56億もの人が、腰痛を経験していると考えられます。

腰痛の基礎研究から得られた知識を用いれば、たとえ人種や体形や生活環境が違っていても、56億人すべてに共通するしくみを紹介することが可能なのです。

腰の痛みは、「朝起きたらなぜか痛い」「いすに座っているだけなのになぜか痛くなってきた」など、痛みと行動の因果関係がつかめないことが多く、これがストレスにつながりがちですが、この章を読めば腰痛はもう「原因不明」ではなくなります。

まずは知ることで、脳から腰痛を終わらせていきましょう。

知らず知らず信じていた、腰痛7つの大誤解

たとえば私が診てきた患者さんのなかには、自分の腰痛についての知識をあれこれ話してくれる人もいました。その話を聞きながら、「どこでそんな偏った知識を得てしまったのだろう」と思ったことも、じつはたくさんあります。

代表的なのが、第1章で紹介した「腰痛の85％以上が原因不明」ですが、ほかにもあるのです。

- **骨は痛みを感じない**
- **骨盤のゆがみが腰痛の原因**
- **腰痛はマッサージで治る**
- **ヘルニアは手術しないと治らない**
- **腰痛になったら絶対安静**

・腰痛は一生治らない

これらの意見は、ある視点では正しい意見でしょう。そのため強くは否定できないのですが、その使い方にはいささか問題があります。

たしかに腰痛は、医師でさえ体系化するのが難しい症状です。**私が学会で腰痛のしくみを医師に説明すると「はじめてクリアにわかりました」と言われるほど**なのです。ですから一般の方にこうした誤解が広がるのも、無理はありません。

次ページから、なぜ、これらの知識が間違っているのかを解き明かしながら腰痛のしくみを紹介していきますが、もし今、みなさんが何らかの腰痛知識をもっているのなら、いったん忘れてください。

ゼロから知るつもりで読み進めたほうが、より前向きにしくみを理解できます。

なぜ、人は痛みを感じるのか？

腰痛を知る第一歩として、「そもそも痛みとは何か？」から始めましょう。

しくみはかんたんです。温度、味、においなどの人間の感覚は「神経」を介して脳に伝えられています。脳から出た神経は、まず太い神経の束（脊髄《せきずい》）になっていて、背骨の中央にある「脊柱管《せきちゅうかん》」を通り、各背骨から体の各部へと枝分かれし、全身に張りめぐらされています。

神経の末端部分には「神経終末《しんけいしゅうまつ》」と「侵害受容器《しんがいじゅようき》」というものがついていますが、ここに刺激が加わると、神経は脳に向けて痛みの情報を発信します。そして、この情報を脳が受け取ることで「痛い！」と感じます。

痛みのメカニズムはたったこれだけです。そして、これ以外の理由で痛みを感じることはありません。

たとえば、歯医者などで神経を抜いたことがある人もいるかと思います。行く前はあれだけ痛かったのに、神経を抜いたらすぐにおさまりますよね。

つまり痛みは、神経があるからこそ感じるものであって、神経がなければ痛みを感じることはありません。腰の痛みも、すべては神経に何らかの刺激を与えられたためにおこっているのです。

痛むのが皮膚なら、たたく、切れるなど、外的な要因でおこるためわかりやすいのですが、腰痛は体の内部からおこる痛みです。体の奥で神経が刺激される状況はなかなかイメージしにくいと思います。

そこで痛みについて、もう少しくわしく説明させていただきます。

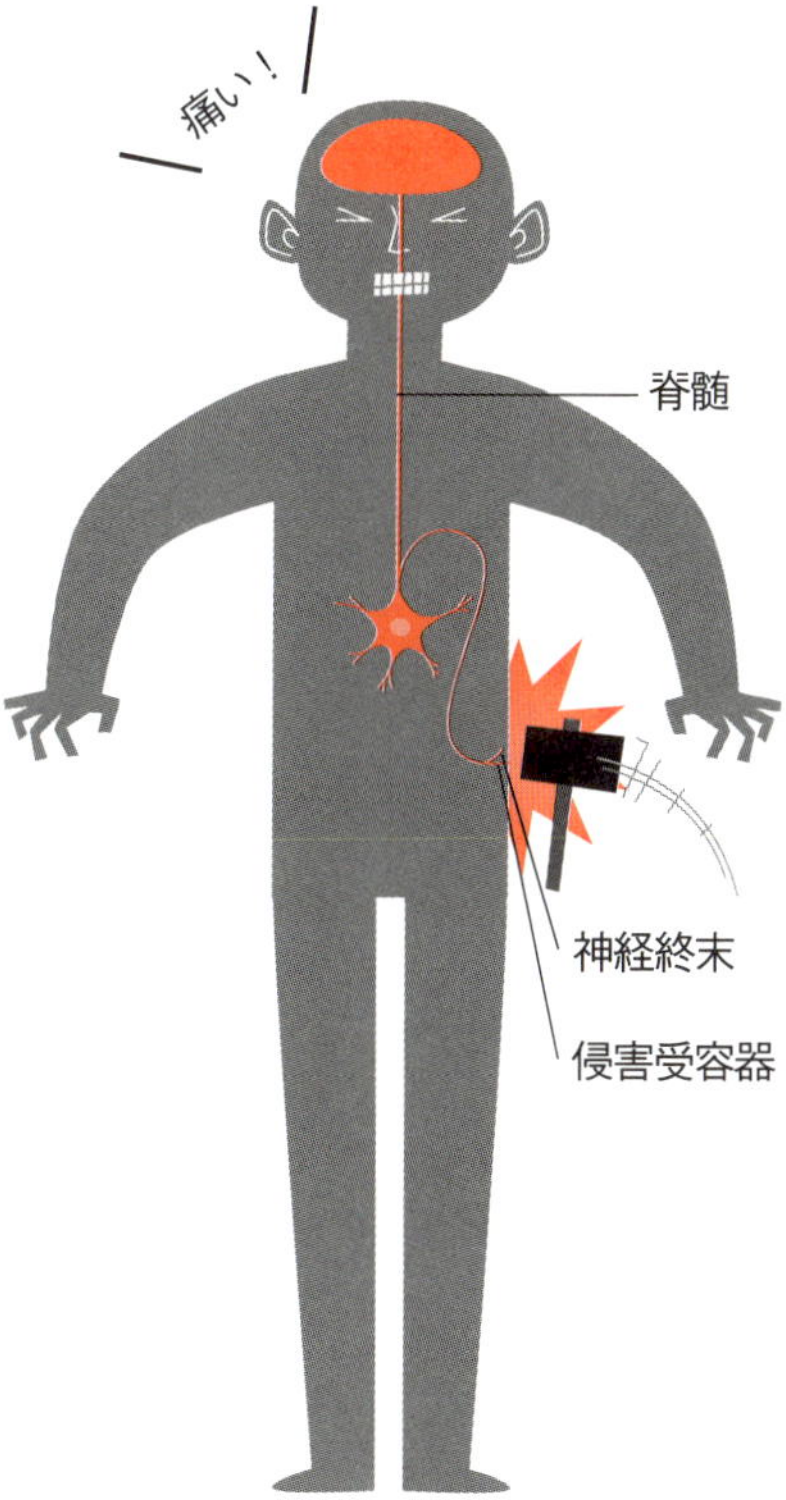

この腰痛は「金づち」か「やけど」か

痛みに関しては、さまざまな研究が進んでいますが、今のところ確実に痛みの情報を出すとされている要因はふたつあります。


手の甲をつねってみてください。あたり前ですが痛みを感じますよね。

これが痛みを生み出す要因のひとつ、物理的な刺激です。

たとえば金づちで思いきり腰をたたかれたことを想像すると、腰痛にありがちな鋭い痛みをイメージできると思います。


そして、もうひとつが、炎症による刺激です。

「炎」「症」という文字のイメージから悪いものを想像しがちですが、**炎症は体に異物が入ったときや、体内の傷ついた組織を回復させる防御反応。つまり体を守り回復させる**

ための現象なのです。

炎症を医学的に説明するとかなり難しくなるので、かんたんにお話しします。

まず体内に異物や傷害がみつかると、患部から化学物質が放出されます。この物質には、血管を広げたり新しい血管をつくり出したりする作用があり、これにより患部に多くの血液を集め、すばやく傷を修復し異物を取りのぞきます。この一連の反応が炎症です。

このように書くといいことばかりに見えますが、炎症によって放出される化学物質を神経が受け取ると痛みの情報も生じてしまいます。

このときの痛みが、第二の要因である「炎症による刺激」です。

炎症による痛みと言われても、なかなか想像できないかもしれませんが、だれでもきっと一度は経験しているでしょう。

たとえば、ねんざややけどを思い出してみてください。まず「痛っ！」と強い痛みを感じ、翌日くらいからジンジンとした痛みがやってきますよね。最初の痛みは、物理的刺激によるものですが、そのあとのジンジンとした痛みは、やけどやねんざでできた関節の傷を治すための炎症が原因です。

ほかにも、筋肉痛、ひざやひじなどの関節痛、風邪によるのどの痛み。これらも炎症によるものです。

痛みではありませんが、蚊に刺されたときに感じるかゆみ。これも、炎症です。蚊に刺されたときにわずかに体内に残った蚊の唾液を退治するためにおこる小さな炎症反応が、小さな痛み（＝かゆみ）として認識されているのです。

ここで一度、痛みについてまとめてみましょう。

・「痛み」は神経が刺激を受けるとおこる
・「物理的な刺激」と「炎症による刺激」の2種類がある

かんたんではありますが、これが痛みの正体です。

このふたつの刺激は、それぞれ痛みの出方も違います。

「物理的な刺激」の場合、鋭く強い痛みがくるものの、痛みの時間は短いことが多く、「炎症による刺激」は、じわじわと弱い痛みが長く続く傾向にあります。

腰の痛みも例外ではなく、このふたつによって生み出されているのです。

「腰が痛い……」とよく口にされると思いますが、みなさんの「痛い」も、鋭い痛みとジンジンする痛みのどちらかに分類されるはず。

では、みなさんの腰にある神経は、どこから、どんな刺激を受けているのでしょうか。

まず「痛みの出身地」を知る

はじめて会う人に「どちらのご出身ですか？」とたずねる。これはめずらしいことではありません。そのときに「関西です」と言われるより「大阪の吹田市です」と言われたほうが話もはずみ、相手のことがよりよくわかります。

腰痛も、ただ「腰が痛い」ではなく、痛むポイントをもっと細かくしぼりこむことは、あなたの痛みについての理解を深めます。より根本的に原因部位に言及するなら、「痛みの震源地」と言ってもよいでしょう。

そこで、まずは19ページで紹介した〝見える腰痛〟と〝見えない腰痛〟に分けて考え、痛みがどこからやってきたかを、とらえやすくしましょう。

第1章のくりかえしになりますが、**〝見える腰痛〟は、レントゲンなどの画像診断で判断でき**、「椎間板ヘルニア」「腰椎圧迫骨折」など、部位と状態が示された病名がつけられるもの。

〝見えない腰痛〟は、画像診断では判断がつかないものをさし、腰痛で病院をおとずれた人の8割以上が該当します。カルテには「椎間板性腰痛」などと書かれたりしますが、病名に「腰痛」と入っている場合は、すべてこれです。

ほかにも、カルテにはあまり書かれませんが、本書を手に取られた方の多くが悩まされているであろう「慢性腰痛」、突然大きな痛みにおそわれる「急性腰痛」など、腰痛とつく病名は多数あります。これらもすべて画像診断で判断がつかないものです。

そして〝見えない〟と〝見える〟、このふたつは別種ではありません。まず〝見えない腰痛〟がおこり、病状が悪化すると〝見える腰痛〟になります。つまり椎間板ヘルニアなどで悩んでいる人も、〝見えない腰痛〟をもっているのです。

そこで、すべての腰痛のもととなる〝見えない腰痛〟のしくみから見てみましょう。

ほとんどの腰痛は、ここからやってくる

腰痛は、人によって痛みの感じ方が異なります。

突然、金づちでたたかれたような激しい痛みにおそわれる人もいれば、じわじわと重い痛みが断続する人もいます。ほかにも生理になると腰まわりが全体的に重く痛むなど、痛みの様相はさまざまですが、これらもすべて物理的な刺激と炎症による刺激のふたつに大別できます。

では、そもそもどうして痛み方が違うのかというと、**腰痛の震源地は複数存在しているから**なのです。

それが、この3つの部位。**①「椎間板」**、**②「椎間関節《ついかんかんせつ》」**、**③「仙腸関節《せんちょうかんせつ》」**です。

ほとんどの腰痛は、この3か所から生み出され、どこから始まるかによって痛み方もかわってきます。まずは、この3つの部位が体のどこにあるのかから見ていきましょう。

“見えない腰痛”を生み出す3つの部位

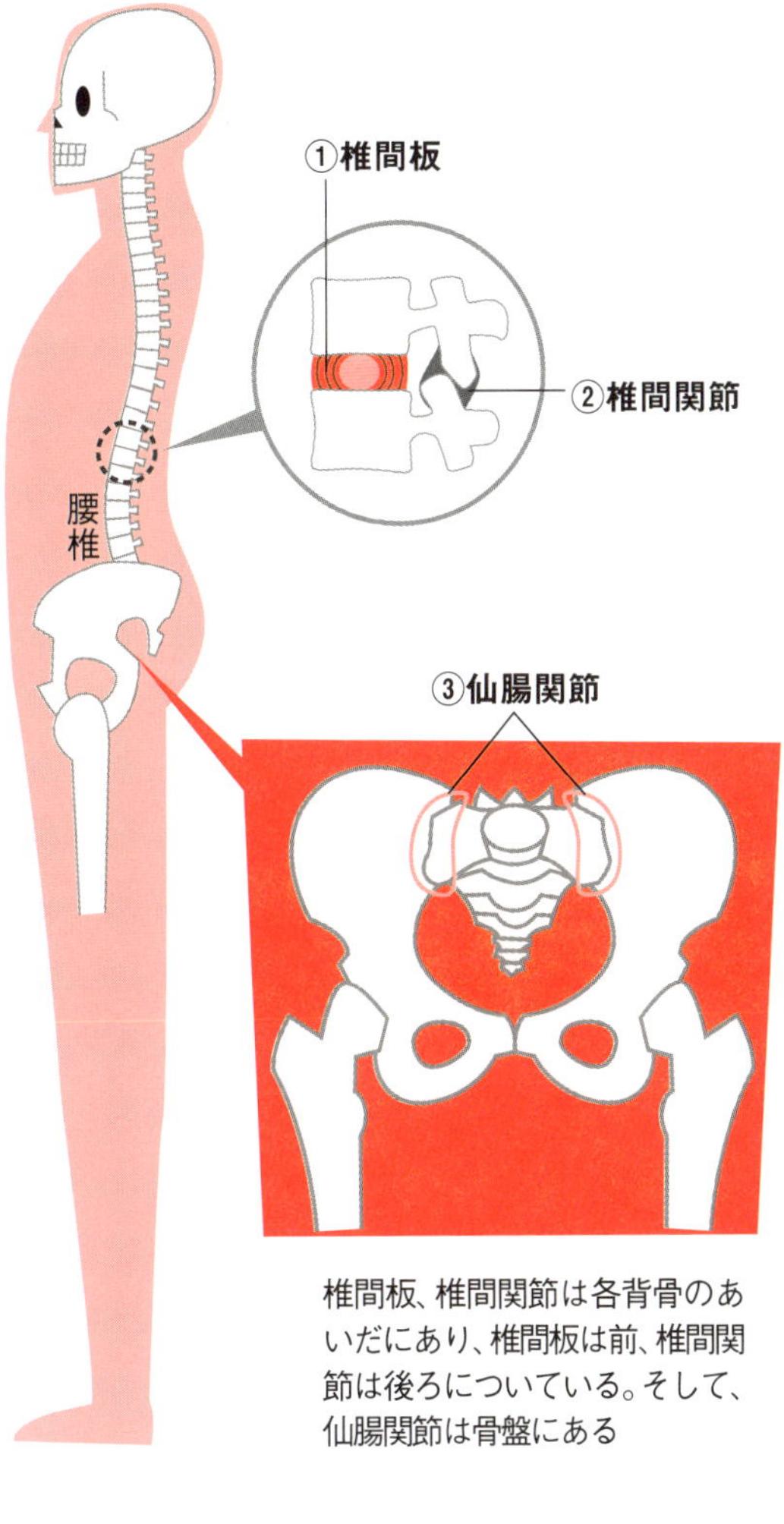

椎間板、椎間関節は各背骨のあいだにあり、椎間板は前、椎間関節は後ろについている。そして、仙腸関節は骨盤にある

①椎間板

背骨と背骨のあいだにあるやわらかい円盤状の軟骨で、背骨に加わる衝撃を吸収するクッションのような役割を果たしています。線維の束でできた「線維輪《せんいりん》」が外側をおおい、その中心に「髄核《ずいかく》」というゼリー状の物体があります。分厚い布にドロッとしたものが入ったボールをイメージしていただくと、わかりやすいと思います。

②椎間関節

背骨どうしを後ろでつないでいる関節で、左右合わせてずらりと48か所あります。関節は「関節包《かんせつほう》」という膜に包まれていて、この中には「滑液《かつえき》」というヌルヌルした液体が入っています。もし骨どうしが直接触

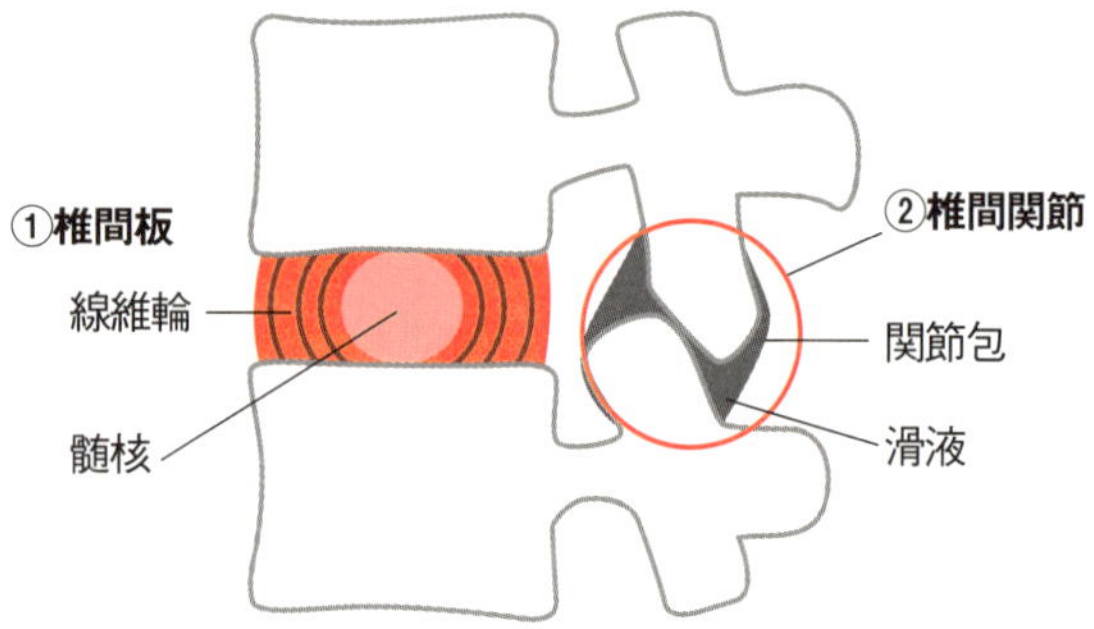

れ合っていたらギシギシと摩擦がおこってしまいますが、これらのおかげで、うまく骨がすべるためスムーズに動かせるのです。

③仙腸関節

「骨盤」のなかで、もっとも大きな骨である「腸骨《ちょうこつ》」と腰椎の下にある「仙骨《せんこつ》」をつなぐ縦に長い関節です。ほとんど動くことがないため、「腰痛の原因にはならない」と考えられてきました。しかし近年は、ここでおこった炎症を注射でおさえると腰の痛みが軽減することなどから、腰痛を引きおこす原因箇所のひとつと考えられるようになりました。

〝見えない腰痛〟は、この3つの震源地に刺激が加わることでおこっています。

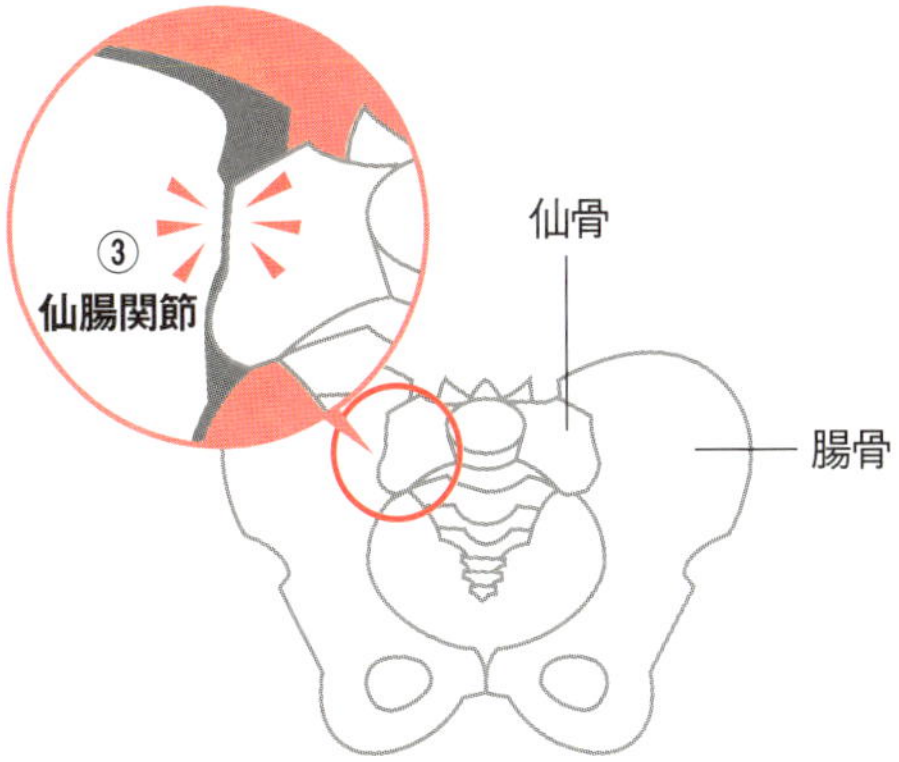

下のグラフは、慢性腰痛を訴える大学生アスリート約130人の痛みがどこからきているのかを調べた統計です。

グラフ中、10％が「不明」となっていることに不安を感じる人もいるかもしれません。これはアスリートを集計したがゆえに出てきた数値です。彼らは異常ともいえるほど体を酷使しているため、腰部の筋断裂から痛みがきたり、64ページから紹介する骨膜の炎症などから痛みがきたりするなど、3つの震源地以外から腰痛になることも多いのです。

そのため10％が不明となっていますが、アスリート以外の人の慢性腰痛ならば、この割合はグッと小さくなります。

“見えない腰痛”の原因の比率

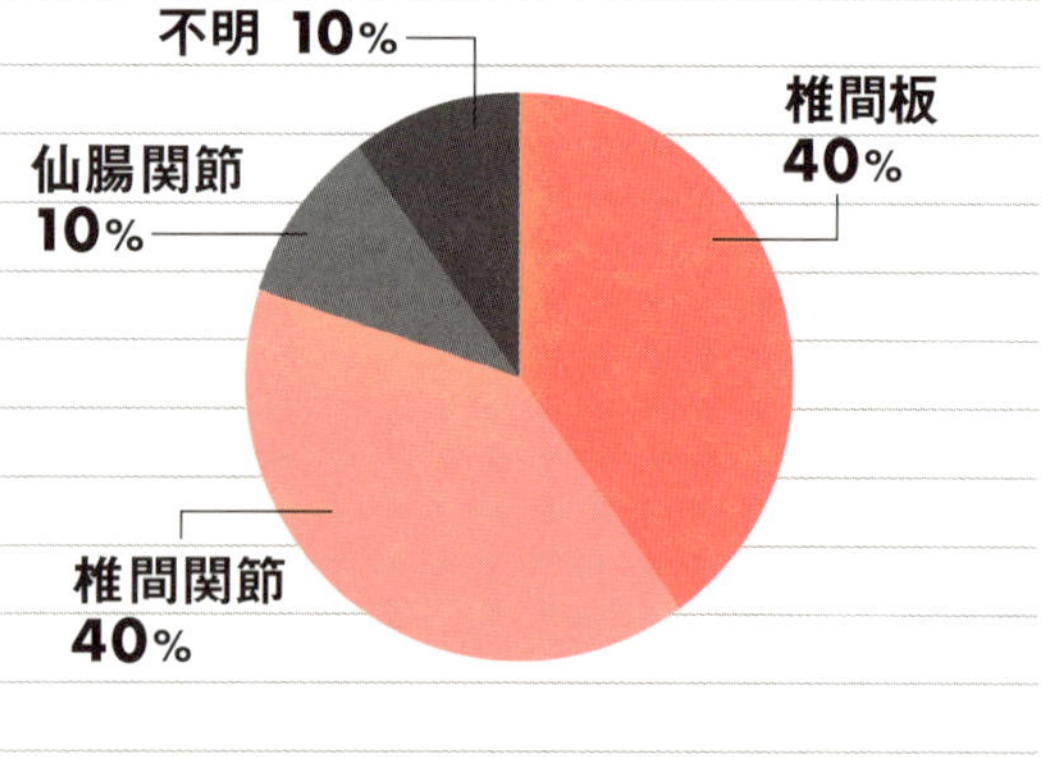

注目すべきは、特殊な環境に身を置くアスリートでさえ**90%は、椎間板、椎間関節、仙腸関節が痛みの震源地になっている**ことです。

ただし、この割合は世代や環境によって異なるので、すべての人にあてはまるわけではありません。たとえば仙腸関節は10%と低い数字ですが、一般の人ならさらに低くなると思います。つまり、ほとんどの慢性腰痛は椎間板、椎間関節の2か所が震源地なのです。

また**腰痛の震源地は、必ずどれかひとつというわけではありません**。椎間板と椎間関節など、複数から痛みがきている人も大勢います。

とくに、歳をとると痛みの震源地が増える傾向にあるので、「以前、病院で椎間板から痛みがきていると言われた」など、震源地を把握している人でも、66ページから紹介する痛みのフローはすべて目を通しておくことをおすすめします。

「骨が痛い」って、本当？

「椎間板」「椎間関節」「仙腸関節」は、どれも骨（Ｂｏｎｅ）に関係する部位。つまり第1章でふれた、腰痛の原因となるふたつのＢのうちのひとつです。

骨に神経はない。だから痛まない。

こう思っている方もいるかもしれません。たしかに、骨そのものや椎間板には神経はありません。

でも、骨折したら痛みを感じますよね？

骨折は、折れた骨が筋肉の神経を刺激する、と考えることもできますが、ヒビの場合、骨はまだくっついているので、ほかの神経に影響を与えることはありません。

もし本当に神経がないならば、ヒビでは痛みを感じないはず。それなのに、どうして痛むのでしょう。その理由はかんたんです。

すべての骨は「骨膜《こつまく》」という薄い膜におおわれていて、ここには大量の血管や神経が通っています。そのため骨折やヒビといった大きな異常がおきると、骨膜にある神経が刺激を受け、痛みがおそってくるのです。

つまり**骨膜までを「骨」と考えれば、骨にもしっかり神経がある**と言えるのです。

骨に神経がないというのは、その言葉だけをとらえれば正しいでしょう。しかし、だから「腰痛は骨が原因ではない」というのはいささか乱暴です。骨のまわりには必ず骨膜があるため、ここに刺激が加われば当然痛みはおこります。

そう、骨は痛いのです。

これをふまえて、3つの部位がどのように痛みを生じさせているか、それぞれ見ていきましょう。

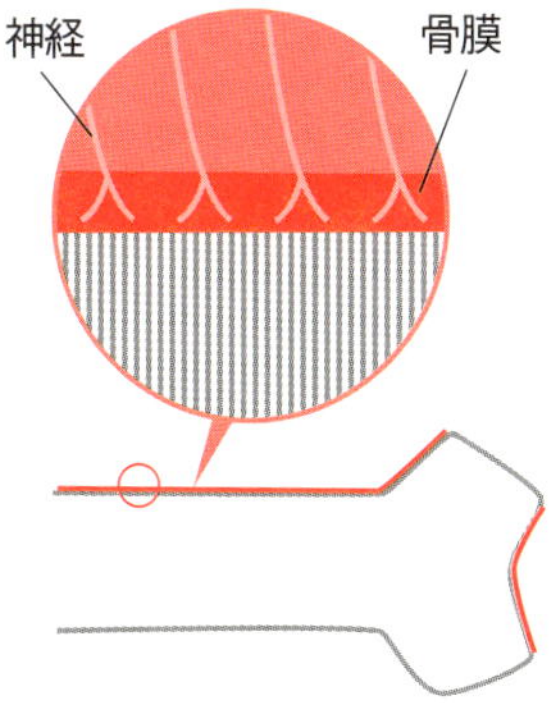

❶ 椎間板

背骨と背骨のあいだで、衝撃吸収の役割を担う椎間板。

1日に数万回つぶされても耐える働きものですが、死ぬまで衝撃を吸収してくれるわけではありません。長年愛用しているクッションがへたってくるのと同じように、**椎間板も左のイラストのようにつぶれていってしまう**のです。

椎間板は「線維輪」と「髄核」の2層に分かれていて、髄核はゼリーのようにぷにぷにしています。ぷにぷにの正体は、軟骨細胞から生み出される「プロテオグリカン」という物質。これは、サプリメントなどでよく見かける「コンドロイチン硫酸」と「ヒアルロン酸」からできています。くわしい人ならもうおわかりかと思いますが、ヒアルロン酸はとても高い水分保持能力があり、これによりぷにぷにの状態を維持できるのです。

しかし、老化により軟骨細胞は減っていきます。するとプロテオグリカンもつくれなくなり、髄核から水分が減っていき、左のイラストのように椎間板自体もつぶれていってしまうのです。肌から水分が抜けてシワができるように、体の中でも保水できないと困ったことがおきるというのがわかります。

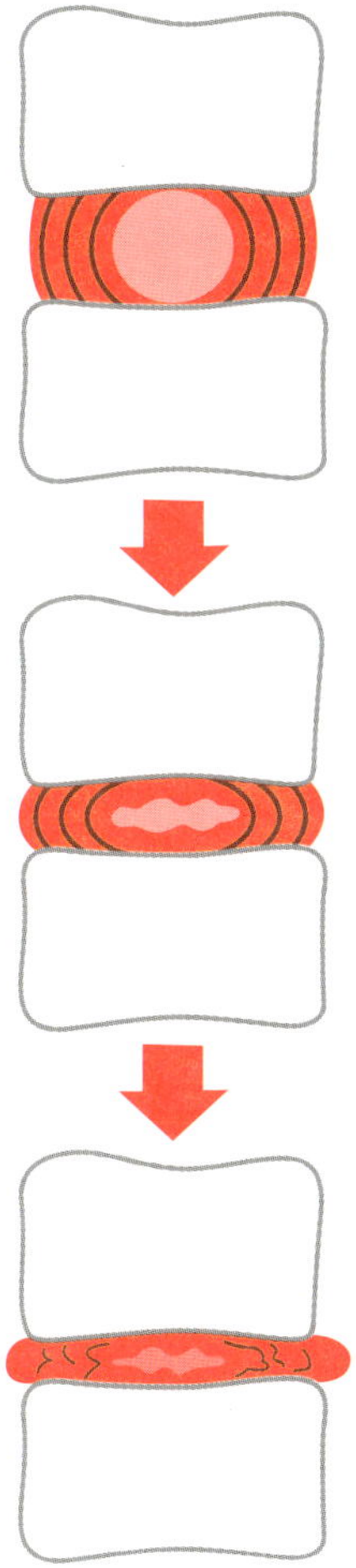

余談ではありますが、ヒアルロン酸やコンドロイチン硫酸配合のサプリメントを飲んでも、髄核内には届きません。なぜならプロテオグリカンは血液の流れてこない椎間板内の軟骨細胞がつくり、口から摂取しても胃で分解されるため。つまり飲んだ成分が、そのまま体を修復することはないのです。ひざの軟骨も同様のことが言えます。

サプリメントで痛みが軽減されたという人もいますが、これはおもに体ではなく気持ちの問題です。飲んだことによる安心感から脳による痛みの増幅をおさえたり、背すじがのびてひざへの負担が少ない動きになったりした効果が大きいと思われます。

個人差はあるものの、老化により椎間板はつぶれていきます。だからといって、すぐに痛みが生じるわけではありません。なぜなら椎間板には神経がないからです。これは、骨に神経はないが骨のまわりの骨膜には神経がある、といった裏のある話ではなく、爪や髪の毛と同じように**椎間板には純粋に神経が存在しません**。

そのため本来なら、神経のない椎間板にいくら刺激を与えても痛みがくることはありません。

にもかかわらず腰の痛みの4割は、椎間板からくるのです。

椎間板には神経がない。それでも椎間板から痛みが生じる。

なぜ、このような矛盾がおこるのでしょうか。

椎間板から水分が失われると、かつてあったぷにぷにとした弾力がなくなり、もろくくずれやすい状態になっていきます。すると、腰を前に曲げたときにかかる力を吸収できなくなり、「線維輪」が傷つきやすくなってしまうのです。

本当は痛むはずのない部位なのに……

線維輪が傷つくと、そこを修復するために炎症反応がおこります。炎症がおこると発痛物質も放出されますが、この段階では椎間板に神経がないため痛みません。こうして線維輪の中に血管が入りこみ、修復作業をおこなうのですが、困ったことに、このとき入ってくるのは血管だけではありません。

同時に神経も入りこんでしまうのです。

なぜ、血管とともに神経が入るのかというと、それは体の危険を知らせるためです。修復中の箇所に新たな負担がかかってしまっては、いつまでたっても修復は終わりません。そこで、**血管とともに神経が入りこみ、「これ以上、ここに負担をかけないで！」と痛みによる危険信号を出している**のです。

つまり「椎間板に神経がない」のは、あくまで椎間板が健康な状態でのこと。椎間板が傷つき修復が必要になると「椎間板に神経はなかった」と、過去形で表記しなければなりません。

神経が入りこんでからは、前かがみやいすに座って背中を丸めるなど、椎間板をつぶ

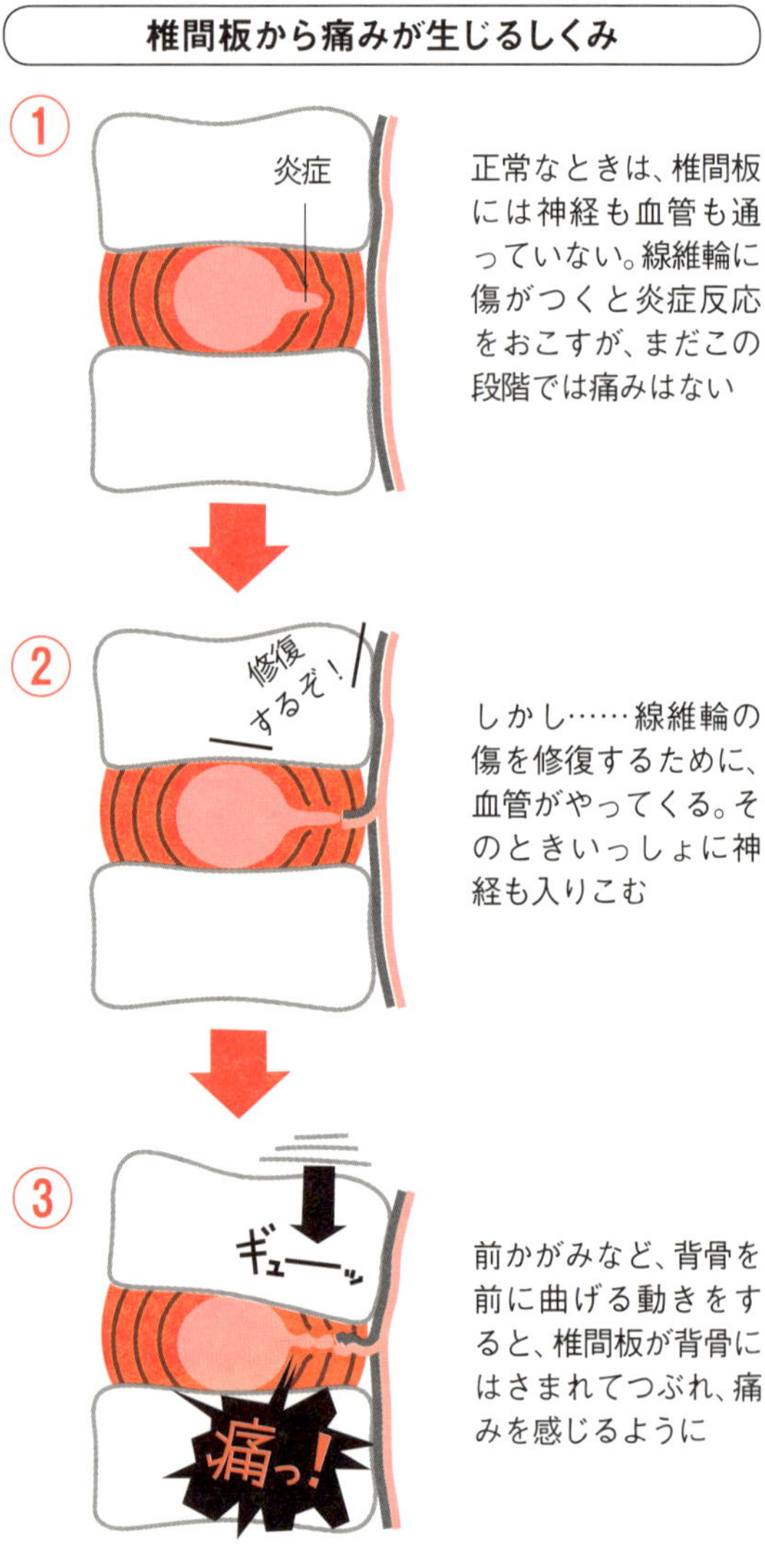
椎間板から痛みが生じるしくみ
①
炎症
正常なときは、椎間板には神経も血管も通っていない。線維輪に傷がつくと炎症反応をおこすが、まだこの段階では痛みはない
②
修復するぞ！
しかし……線維輪の傷を修復するために、血管がやってくる。そのときいっしょに神経も入りこむ
③
ギューーッ
痛っ！
前かがみなど、背骨を前に曲げる動きをすると、椎間板が背骨にはさまれてつぶれ、痛みを感じるように

すような姿勢をとるたびに、物理的刺激により痛みがおそってくるようになります。
こうして、椎間板は痛みの震源地となってしまうのです。

この一連のしくみは、工事現場をイメージしていただければわかりやすいと思います。傷ついた椎間板は、度重なる車の往来により壊れた道路。そして、血管は工事作業員です。では、神経は何かというと、この現場を守る警備員です。

つまり**修復箇所に入りこんだ神経は、「工事中だからここに刺激を与えないでくださいね」と傷ついた場所を見張っている**のです。

ではもし、ここに車が突っこんできたら、どうなるでしょうか?
当然、この現場を守る警備員は、「ピーッ!」と大きな警笛を鳴らします。
このときに鳴らす音こそ、痛みの信号なのです。

弱った椎間板の代わりに背骨を支える

② 椎間関節

背骨の後ろ側にあり、背骨どうしをつなぐ役割を果たす椎間関節。ここも〝見えない腰痛〟の4割の原因を占める部位です。

関節は、骨と骨をつないで「関節包」に包まれていますが、その中には多数の神経があるため、ここが傷つくと即座に痛みがやってきます。

椎間板が傷つく原因は、老化により水分が失われ、クッション性能が落ちたことが引き金になっていますが、**椎間関節は、椎間板がつぶれた二次被害によって負荷が増し、傷つくことが多い**のです。

59ページのイラストを見るとわかりますが、背骨は椎間板と椎間関節によって支えられています。左ページの右のイラストのように、椎間板が健康なら両者均等に背骨を支えられます。でも椎間板がつぶれると支える力も弱まり、椎間関節にかかる負担がどうしても大きくなってしまいます。

体の組織は、あまり頑丈ではありません。負担が大きくなれば、そのぶん関節が傷つき、そこに炎症がおこり痛みを引きおこすのです。

スポーツなどで大きく背中を反らすような動きを続けると、椎間関節に負荷をかけて傷つけてしまうこともよくあります。しかし椎間関節の痛みの多くは、下の左のイラストのように椎間板がつぶれることで、背骨の前側が支えきれなくなった負担を、後ろ側にある椎間関節が尻ぬぐいすることでも、おこっているのです。

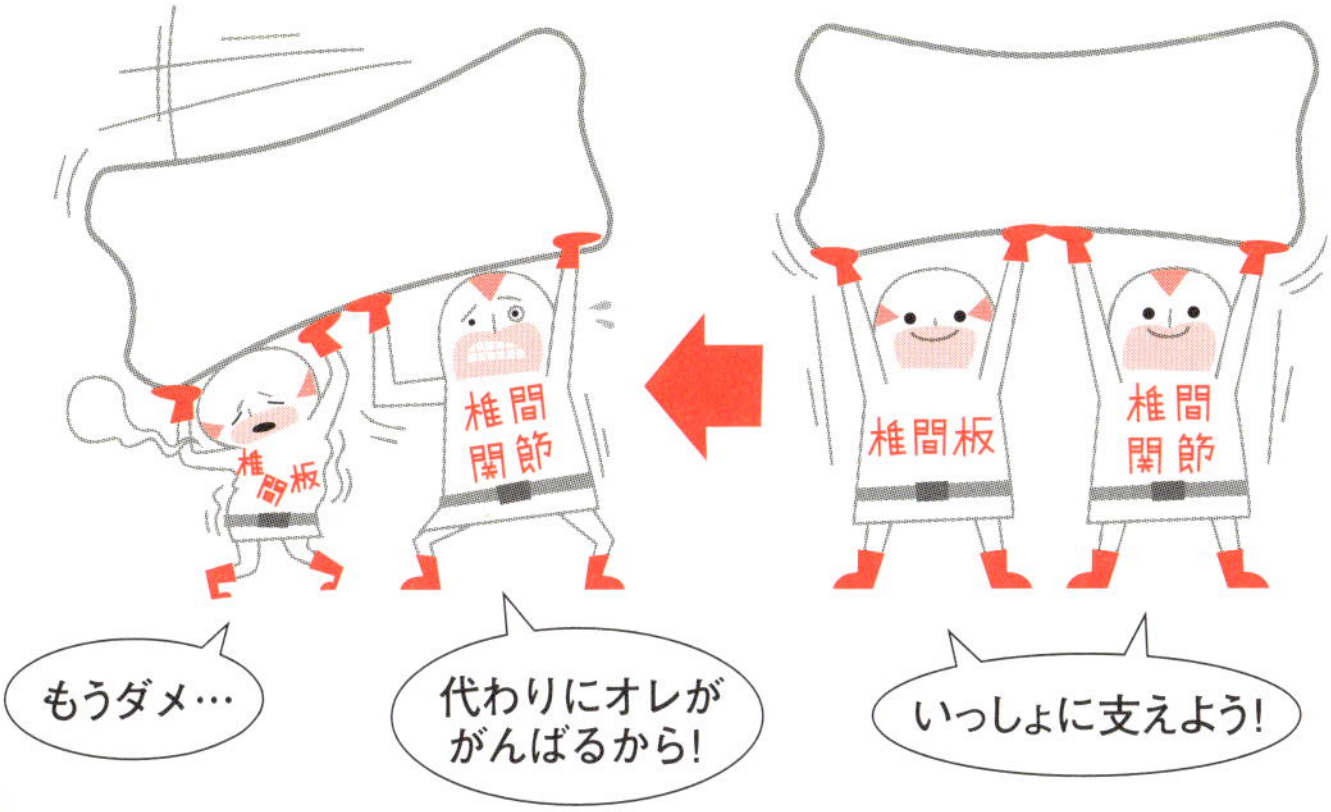
椎間板
椎間関節
いっしょに支えよう!
椎間関節
椎間板
代わりにオレががんばるから!
もうダメ…

また、**椎間板と違い、椎間関節は生まれつき多数の神経が存在している**箇所です。

余談になりますが、関節内の神経のはたらきを紹介します。

自動車メーカーがつくった、テレビでもおなじみの2足歩行ロボット。このロボットをつくるとき、もっとも苦労したのは、バランスを保ちながら2足歩行をするしくみだったと聞きます。

では人間はなぜ、どんな地形でも転ばずに安定して歩くことができるのかというと、脳の処理能力、骨格や筋肉の形など、さまざまな要素がからみあっているのですが、そのひとつに、関節内にある神経のはたらきがあるのです。

ためしに、目をつむったまま腕を上げ、ひじを正確に90度に曲げた「ガッツポーズ」をとってみてください。そのあと、目をあけて腕を見てください。どうですか？　ほとんどの方がきちんと90度にできていると思います。

関節包の中には、関節の位置や動きの速度、圧力や外からの刺激などさまざまなことを検知するセンサーがあります。これにより目をつむっていても自分の体の位置を正確に把握でき、微妙なバランス調整ができるのです。

ただし神経があるということは、同時に物理的な刺激や炎症の刺激をとらえ、痛みの情報も出してしまうのです。

椎間関節の痛みは、スーパースターの事故

椎間関節だけでなく、ひじやひざなどすべての関節には同じような機能があります。そして多くの機能をそなえているぶん、関節には数多くの神経が密集しています。

関節は、いわば運動器のスーパースターです。

現実のスターに、多数の付き人がいるように、関節にも神経という名の多数の付き人がいて、彼らの動きをつねに監視しているのです。

スーパースターのささいな事故がニュースで大々的に取り上げられるのと同様に、関節にも多数の神経があるため、わずかな刺激でも敏感にとらえます。

たとえば、皮膚なら「かゆみだ」と認識するような小さな刺激でも、関節では「痛みだ」と大げさに受け取りやすいのです。

スーパースター級に重要な役割を担っているとはいえ、椎間関節という単語自体をはじめて聞いたという方も多いと思いますが、慢性腰痛の4割は、ここから始まっています。また、炎症から痛みが始まる傾向があるため、やけどのあとのようなジンジンと長く続く痛みが出やすくなります。

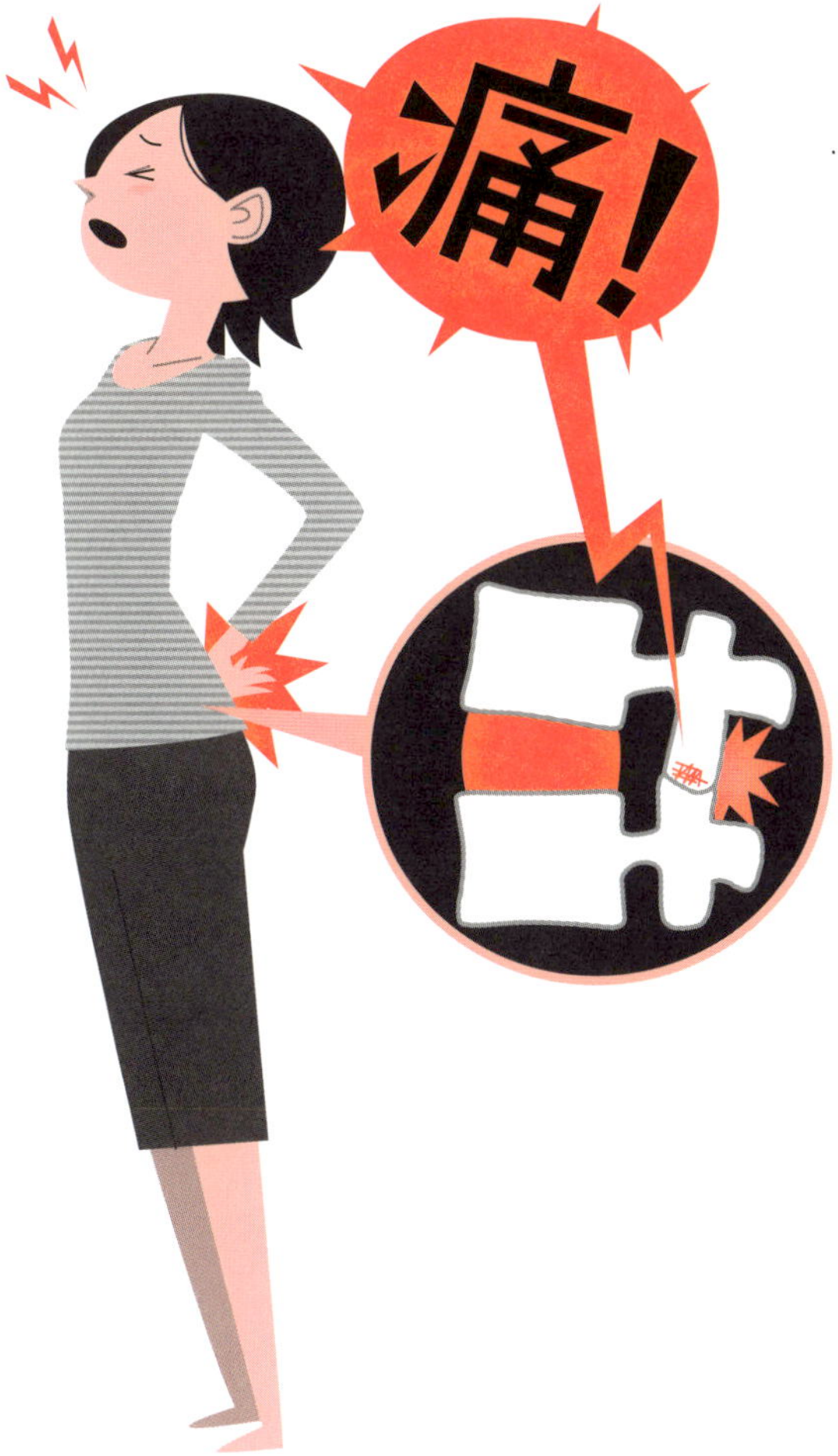

椎間関節は背骨の後方にあるため、背中を反らせて関節に圧力を加えるような動きをすると、関節包に負荷がかかり傷つく。これにより炎症がおこる

③ 仙腸関節

病院に行っても「仙腸関節から痛みがきています」と診断されることは、まずありません。

62ページの3つの震源地の割合を見ていただくとわかるとおり、ここから腰痛になる方は約1割と少なく、**整形外科医は「仙腸関節が腰痛の原因」と習っていない**ことが、ここから始まる腰痛を診断できない大きな要因になっていると思われます。

私自身、スポーツドクターになり、〝見えない腰痛〟と真剣に向き合ってはじめて「本当にあるんだ」と思ったほどです。

このように、医学界ではあまり大きく取り扱われない仙腸関節ですが、ここに消炎剤の注射をすると痛みがやわらぐことなどから、椎間関節と同様に、仙腸関節も関節包の炎症から腰痛が始まる箇所と考えられています。

「骨盤のズレ」の正体とは？

一時期、「骨盤のズレ」という言葉がひんぱんにメディアで取り上げられました。医学的に見ると「そんなわけないだろう」と言いたくなるような病気も骨盤のズレのせいにされていて、患者さんからも、「やっぱり骨盤がズレているからですかね？」などの質問をされて、いささか困惑しました。しかし仙腸関節の腰痛に関して言えば、骨盤のズレという表現は的を射ていると思います。

なぜなら**「骨盤のズレ」を「仙腸関節のズレ」と置きかえてみると、痛みが発生するまでのしくみをスムーズにとらえられる**のです。

仙腸関節のズレはレントゲンには写りません。次ページの写真は、左脚に強く重心を乗せたときの仙腸関節を撮影したものです。左右の仙腸関節の位置は移動していますが、仙腸関節の大きさや形状に変化がないことがわかります。

それでも仙腸関節には、レントゲンに写らないほどのわずかなズレ（不安定性）が生じているのでは？　と、思わざるを得ません。

じっさいに、昔から仙腸関節に着目している腕のよい整体師さんの手によって痛みが消えた事例もありますし、私自身、「仙腸関節由来の患者さん」の脚を仙腸関節に負荷をかけるように動かすことで、痛みを感じている様子を目のあたりにしてきました。

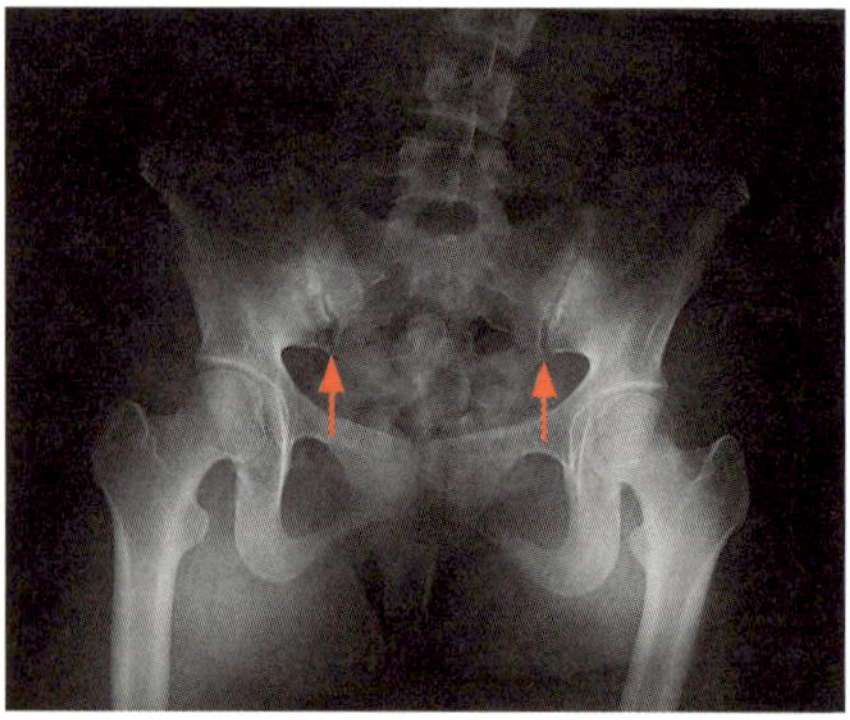

矢印の部分から走る黒いラインが仙腸関節。腸骨と仙骨をつないでいる

仙腸関節がどれくらい動くかは判明していませんが、おそらく動くとしても角度と距離でいうとたった2度、数ミリメートル程度がいいところでしょう。[illegible]よって関節どうしのかみあわせが多少悪くなることから、仙腸関節[illegible]ズレが生じてしまい痛みが始まると推測します。

仙腸関節は縦に長い大きな関節なので、荷重によって関節をずらす力が加わることでズレが生じます。また、動きが小さいといっても関節であることに変わりはないため、関節包の中には多数の神経が存在しています。つまり痛みを感じるのです。

ここがズレたまま片脚に体重をかけるなど、仙腸関節に負担がかかる動きをすると、この広い範囲にわたったズレのどこかが傷つき、炎症による痛みが始まると考えています。

たとえるなら**仙腸関節の痛みは、建て付けの悪いドアのようなもの**です。このようなドアは、軽く閉めても閉まりきらないため、ガタガタとドアを揺らしながら閉めなくてはなりません。このときの「ガタガタ」という音こそ、仙腸関節の痛みといえるでしょう。

また、仙腸関節の痛みは、圧倒的に女性に多いのが特徴です。

これは、男性より骨盤が大きいことや、生理中にホルモンの影響で骨盤がゆるみ、ふつうに日常生活を送るだけでも仙腸関節にかかる負担が大きくなることに起因していると思います。

ただし、男性でも激しい運動をする人は、仙腸関節を動かす機会が多くなるため、ここから腰痛をおこすこともあります。

もうひとつ、仙腸関節の腰痛はやや治りにくいという悲しい特徴があります。**椎間板や椎間関節は、第3章で紹介するエクササイズで筋肉が多少でも目覚めれば、かなり早い段階から痛みの緩和が見られますが、仙腸関節の場合は微細な「ズレ」からおこっていると考えられているため、筋肉をきたえることが、直接的な痛みの緩和にはつながらない**のです。

でも安心してください。腰まわりの筋肉をきたえることで、骨盤は安定していきます。こうなれば、左右どちらかに体重をかけたときの骨盤にかかる負担を減らせるため、仙腸関節から始まった腰痛でも痛みはだんだん小さくなるのです。

痛みの軽減に1か月ほどかかるかもしれませんが、やれば必ず成果はあらわれます。痛みが軽くなる日を楽しみにして続けてくだされば幸いです。

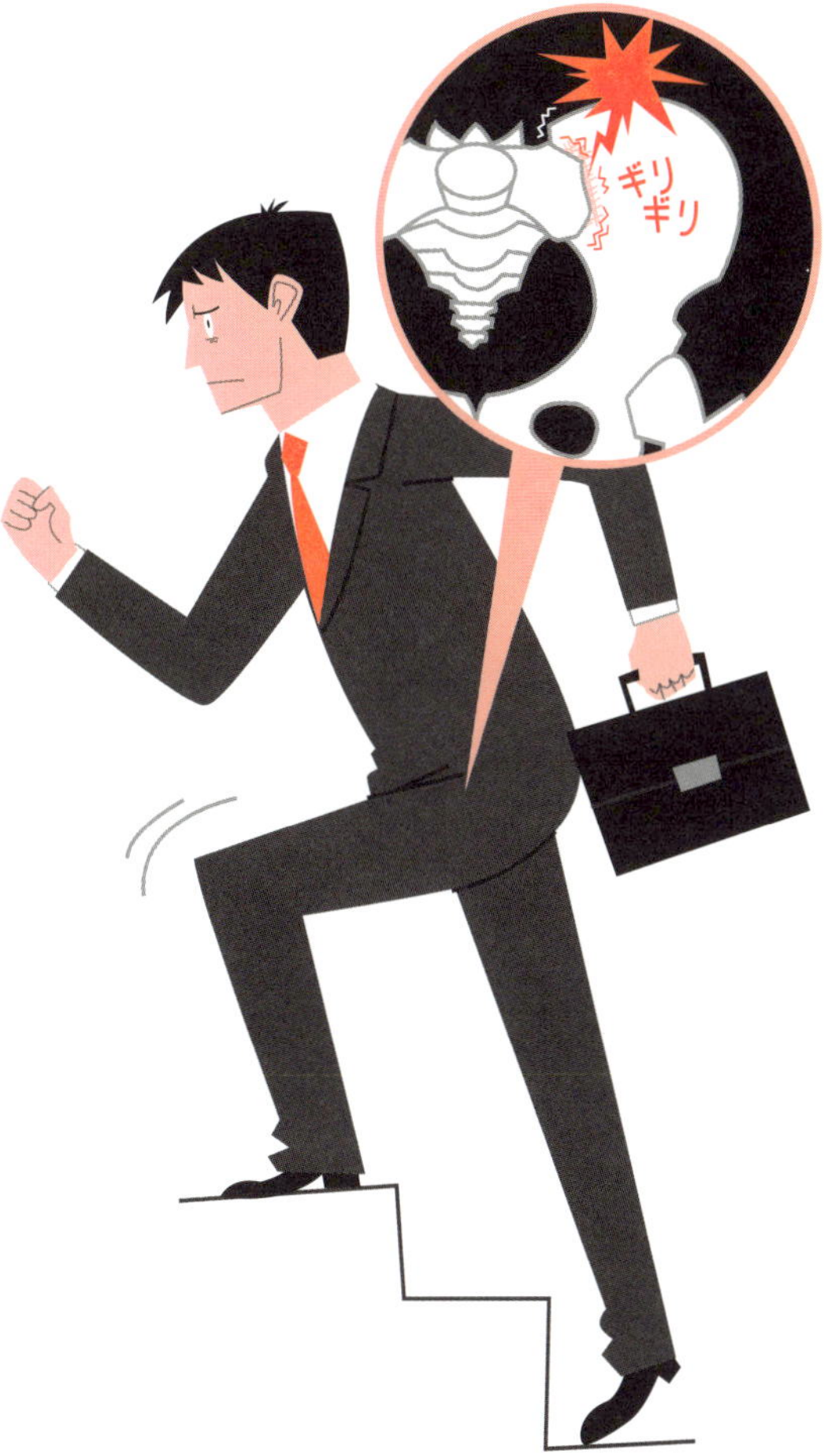

仙腸関節は、腸骨と仙骨をつないでいる関節。そのため、片脚だけを強く踏みこむなど激しく腸骨に体重がかかるような運動をすると痛むことがある

気を付けよう! 1

マッサージで痛みが消えるのは「脳の罠」

こんな経験はありませんか?

「マッサージに行ったら腰痛がラクになった」

考えてみればこれは、おかしな話です。

マッサージは筋肉をほぐし、血流やリンパの流れをうながすためにおこなうもので、腰痛の3つの震源地である椎間板や関節にはとくに影響しません。にもかかわらず、マッサージをしてもらうと痛みが消えるという人が大勢います。

じつは、腰痛をわずらった人は腰まわりの筋肉にコリが生じ、ここから痛みが出るケースも多いのです。この**コリも、もちろん3つの震源地から始まっています**。

筋肉のコリが続けば血行は悪くなり、肩コリによく似た痛みがあらわれます。部位が違うため感じ方も多少変わるかもしれませんが、自分の痛みを冷静に分析すると、ずっと腰におもりをつけているような疲労感や腰のハリ、そして、それにともなう鈍い痛みを感じる人は多いと思います。

筋肉のコリによって痛むなら、当然、コリをほぐせば痛みはやわらぎます。

筋肉から痛みがやってくる腰痛を「筋・筋膜性腰痛」といいます。要するに筋肉痛のようなものです。まれに筋肉の損傷によっておきる急性の腰痛もありますが、ほとんどの場合、**震源地からの二次的な痛みからくる**と考えられます。

筋肉にコリが発生する理由はふたつです。

ひとつは、腰に痛みを抱えているため、いつもと違う動作をしてしまうこと。

たとえば前かがみになったほうが腰の痛みがやわらぐ場合、痛みがくると自然に前かがみで行動します。

ふだんと異なる姿勢ですごすと体の使い方も変わってくるため、どこかの筋肉によけいな負担をかけることになります。これが筋肉疲労につながり、疲労が蓄積することで、筋肉にだんだんとコリが生じます。

もうひとつは、震源地から発せられた痛みを**脳が勘違いして、筋肉にコリを与えてしまう**ケースです。

腰から送られてきた痛みの情報は、脳にある受信機が受け取っています。

この受信機は、1か所で広範囲の痛みを処理しているのです。

そのため、脳は「ここらへんが痛いなら、きっと筋肉だろう」と、間違った判断をすることがあります。人の体はとても精巧にできていますが、意外とこういうミスもするのです。さらに、「筋肉から痛みがきている」と判断すると、これ以上傷ついたり負担がかかったりするのを防ぐため、脳から筋肉をかたくする、つまり収縮させる命令が出てしまいます。

こうして筋肉は、何も異常がないのにかたく収縮します。これが一度や二度なら問題ないのですが、何度も同じことをくりかえすうちに、筋肉は緊張状態から抜け出せなくなっていきます。これが慢性的なコリへとつながり、今度は本当に筋肉から痛みが出てしまうのです。

じっさいに筋肉から痛みがきていないのに、何度も脳からくる「筋肉から痛みがきたぞ」というウソの情報で筋肉が緊張することで、本当に筋肉から痛みが出てしまう。まるで童話の「オオカミ少年」のような話ですが、筋肉が原因の痛みはこのようにしておこります。

しかし筋肉をほぐすだけでは、痛みの震源地である椎間板、椎間関節、仙腸関節にはアプローチできていません。だからしばらくすると、また筋肉にコリが生じて、痛みがぶりかえしてしまうのです。

長年、腰痛に悩まされた人のなかには、「マッサージに行っても、痛みがとれるのは一時的」と考える人も多いと思います。

そう感じるのは、人体のしくみという観点から見ても理論的に正しいこと。そのとき痛みが緩和されただけで、治ったわけではないのです。

気を付けよう! 2

魔女の一撃「ギックリ腰」は、なぜおこるか?

腰痛もちにとって、はずすことのできない恐怖の痛み、「ギックリ腰」についてもここで触れておきます。

海外では「魔女の一撃」とも言われ、痛みで動くこともできず呼吸もままならない、そんな地獄のような痛みが何の前触れもなく突然おそってくる。これが「急性腰痛《きゅうせいようつう》症《しょう》」、またの名を「ギックリ腰」です。

医学的には、まだ解明されていないことの多い症状ですが、これも3つの震源地からきていて、これらに強い刺激を与えるとギックリ腰がおこると考えてよいと思います。

椎間関節の痛みのしくみ(72ページ)で、「関節には神経が多いため痛みも強く感じる」と書きましたが、これと同じく痛みの大きさは、どこが刺激されたかによっても大きく変わります。

たとえば、神経が入りこんだ線維輪が、前かがみになった拍子に「ビリッ」と裂けてしまったらどうでしょう？

こうなると、尋常ではない痛みがおそってくると考えられます。

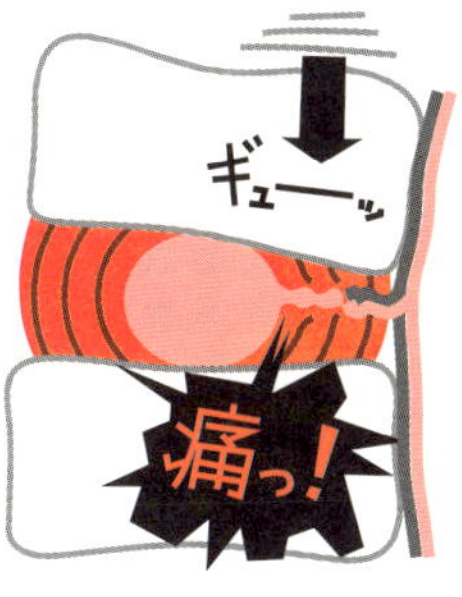

また、背骨の後ろの両端には「後根神経節《こうこんしんけいせつ》」という、神経細胞が入っている部分があります。ここは、末端神経の細胞が入っている「神経の源」ともいうべき部分です。

体は、大事な部位ほど痛みを感じやすくできているので、「外側型《がいそくがた》ヘルニア」などがここを刺激したときは、経験したことのないようなひどい痛みをおこします。

ほかにも、背中を必要以上に反らしたり、ひねったりして、椎間関節を可動域以上に動かすと椎間関節がねんざします。すると関節包に大きな物理的刺激が加わり、激しい痛みにおそわれることになります。

このようにギックリ腰は、痛みの震源地がどこであれ日常生活で急におこる危険性があります。

また、「ギックリ腰は再発しやすい」と言われていますが、そのとおりです。**とくに椎間板から生じる場合は再発しやすい**のです。

椎間板からきたギックリ腰は、神経のある部位がビリッと破れてしまうことでおこります。破れた線維輪は、血管によって運ばれてくる、コラーゲン線維を生み出す役割をもつ「線維芽細胞」により修復されていきますが、完全に治るわけではありません。壁に穴が空いたのでガムテープでふさいだ、という程度のものです。そのため非常に破れやすくなっており、再発しやすいのです。

おどかすような話ばかり続きましたが、大丈夫です。第3章で紹介する「強い腰」をつくることができれば、ギックリ腰になる確率はグンと下がり、また、再発も防げるようになります。

では続いて、みなさんのではなく、あなたの腰痛の震源地をみつけに行きましょう。

その腰痛が「見える」！

レントゲンより正確な、原因セルフチェック

〝見えない腰痛〟のしくみがわかったところで、今度は、あなたの痛みがどこからやってきているのかがその場でわかる方法を紹介していきます。

なかには「私はヘルニアだから関係ない」などと思う方もいるかもしれませんが、57ページで説明したように、椎間板ヘルニアなどの〝見える腰痛〟は、〝見えない腰痛〟の悪化で生じます。

つまり腰痛をわずらう方は、だれもが〝見えない腰痛〟をもっているのです。

そして**〝見える腰痛〟の症状が進行しても、これまで紹介した椎間板、椎間関節、仙腸関節からおこる痛みは止まることはありません。**

そこで、セルフチェックです。

これまでは一般論でしたが、ここからはあなたの腰痛そのものの話です。こう言われると、かなりモチベーションが上がるのではないでしょうか。そうです、あなたが抱える第一の痛みと決別するときが近づいているのです。

自分の痛みがどこからきているかがわかれば、「なんで痛いの？」から「だから痛いのか！」に変わっていきます。

この気持ちで、脳による痛みの増幅を終わらせる歴史的な一歩を踏み出せます。

次ページからはアスリートや私の勤める病院でもおこなっている3つのチェックを紹介します。痛みがないときだと感度が落ちてしまうおそれがあるので、これらのチェックは、痛みがあるときにおこなうことをおすすめします。

「原因不明」と言われ続けた腰痛も、たったの3項目で痛みの震源地が立ちどころにわかります。ぜひ、ご活用ください。

❶ ワンフィンガーチェックで痛みを仕分け

まず確認するのは仙腸関節由来の腰痛かどうか。いちばん低い可能性から消していきましょう。やり方はかんたんです。

人差し指を1本立ててください。そして今、あなたの腰の痛みがどこからきているのかを示しましょう。腰全体が痛くてどこかわからない、と感じる方もいるかもしれませんが、はじめはだいたいでかまわないので試してみてください。

そして、さしている部位を左のイラストで探してみましょう。

このチェックにより、みなさんの腰痛の根本原因が「仙腸関節」からきているのか、「椎間板」「椎間関節」からきているのかが、だいたいわかります。

仙腸関節のゾーンを指がさしているなら「仙腸関節」の可能性が高く、腰椎のゾーンをさしているなら「椎間板」「椎間関節」から痛みがきている可能性があります。

また、腰椎の中心から少し離れた部分を指さす人も多いと思いますが、これは、84ページで紹介した椎間板、椎間関節の痛みからおこる筋・筋膜性腰痛が出ている状態。これらも椎間板、椎間関節のどちらかから痛みがきている可能性が高いと判断してよいでしょう。

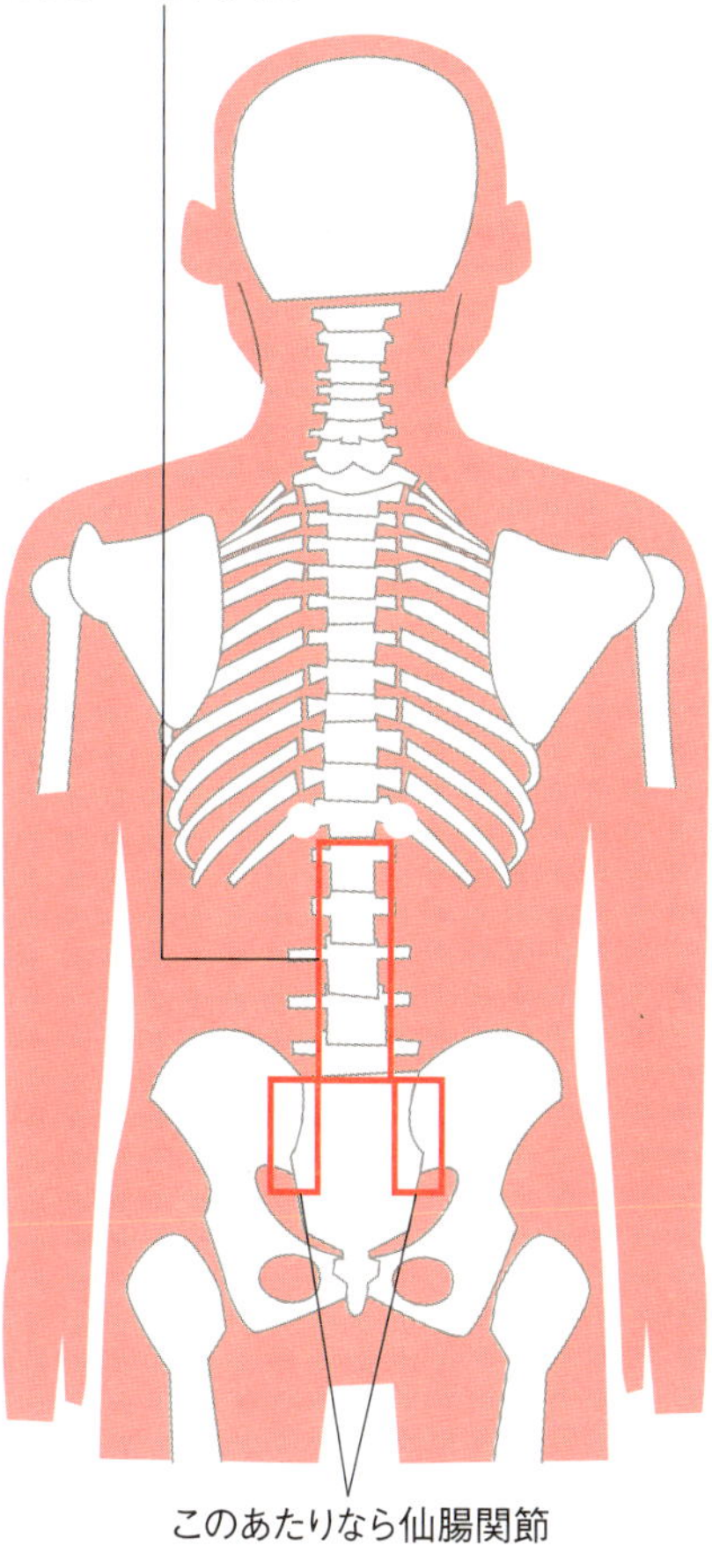

ズボンのベルトくらいの高さで、体の中心から指の幅2本分あたりの、もり上がったところが仙腸関節

2 ムービングチェックで部位を特定

続いて、少し体を動かしてみましょう。ワンフィンガーチェックでは「椎間板」「椎間関節」のどちらかは判断できませんが、震源地に圧力をかけて痛みを誘発させることで特定できます。まずは無理しない程度に、これらの動きをおこなってみてください。

前屈する

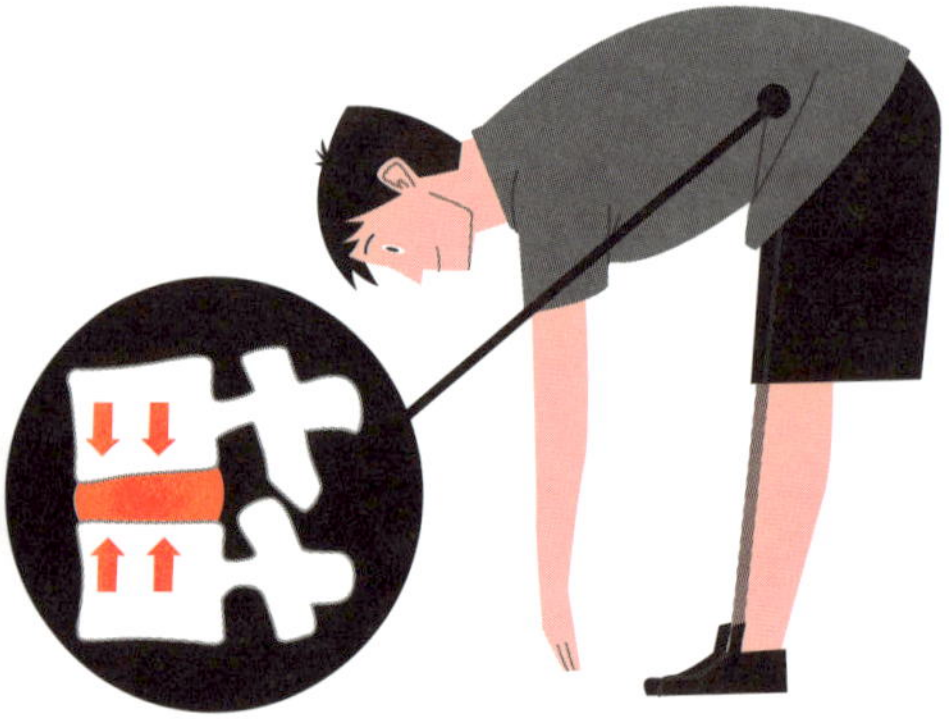

後ろに反る

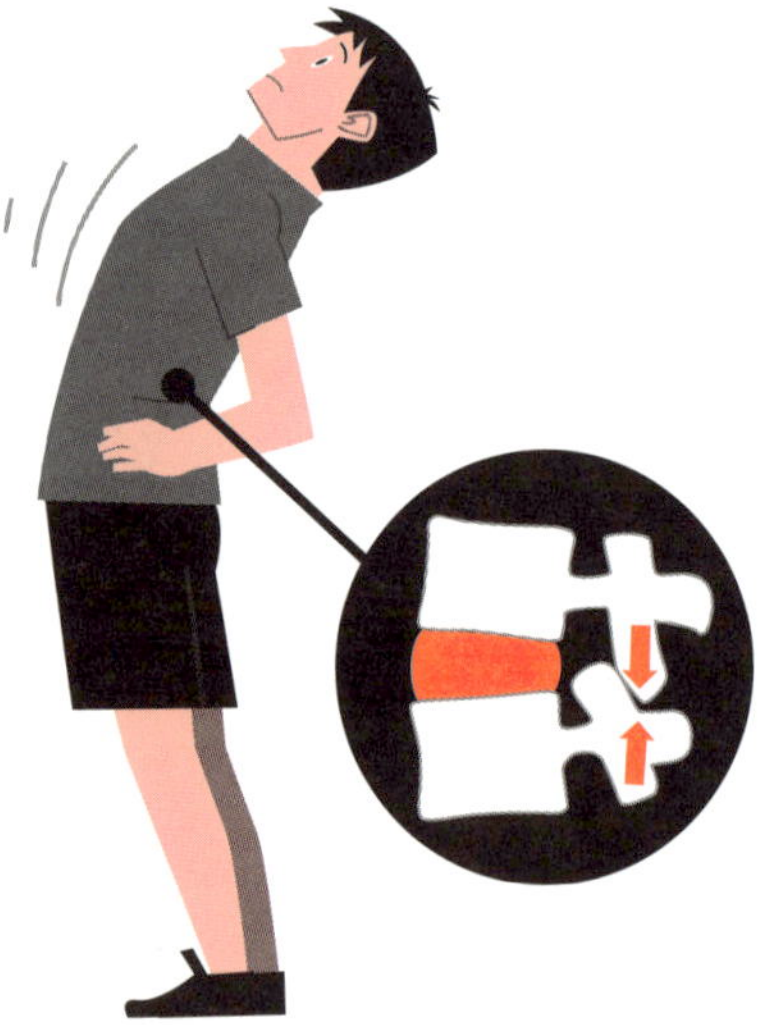

椎間板は体の前、椎間関節は体の後ろについています。そのため、**前屈すると椎間板を圧迫することになるので、これで痛む場合は、椎間板が震源地である可能性が高い**でしょう。

後ろに反って痛むなら、椎間関節の可能性が高くなります。ただし、椎間関節は背骨の左右についているため、真後ろに背中を反らしただけではわからない場合があります。

そこで、下のイラストのように左右なな め後ろに背中を反らしてみてください。

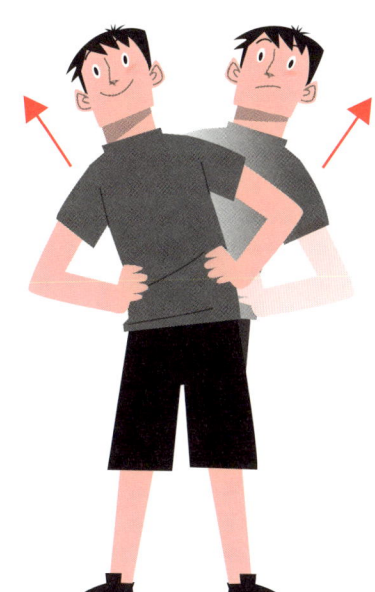

これで、どちらかに痛みが出たら、左右の椎間関節のどちらかから痛みがきている可能性が高いでしょう。

❶、❷を総合して、震源地を確定

❶、❷のチェックから、総合的に震源地を判断します。

腰椎、もしくは腰椎に近い位置を指さし、反ったときに痛いのならば椎間関節、前かがみになって痛いのなら椎間板から痛みがきていると考えていいでしょう。

なかには腰椎を指さし、反っても前屈しても痛い人もいると思いますが、その場合は椎間板、椎間関節の両方から痛みがきている可能性があります。

また、❶で仙腸関節をさし、❷で痛みが出ない場合、仙腸関節から痛みがきていると思われます。

このふたつのチェックで合致する部位こそが、あなたの腰に痛みを出している震源地なのです。

ただし、なかには、「腰椎を指さしたけど、動いても痛くない」など、❶と❷のチェック結果が異なる方もいらっしゃるかもしれません。その場合は、100ページのチェックを試してください。

1 ワンフィンガーチェック

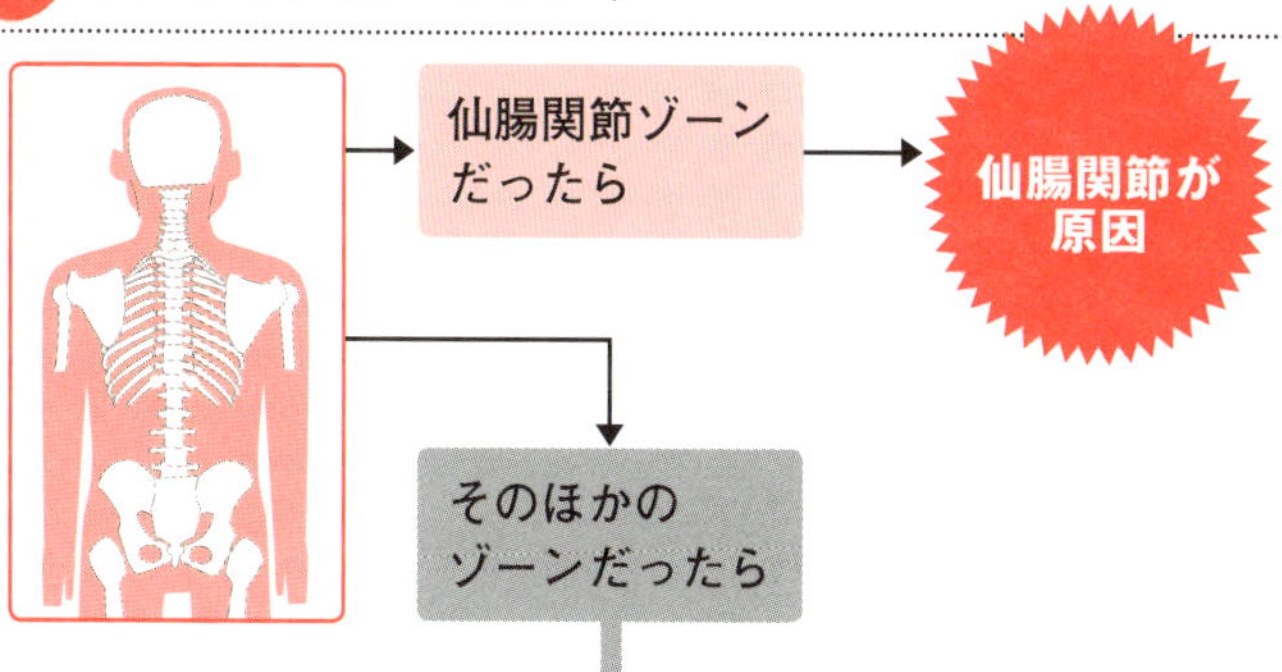
仙腸関節ゾーンだったら
仙腸関節が原因
そのほかのゾーンだったら

2 ムービングチェック

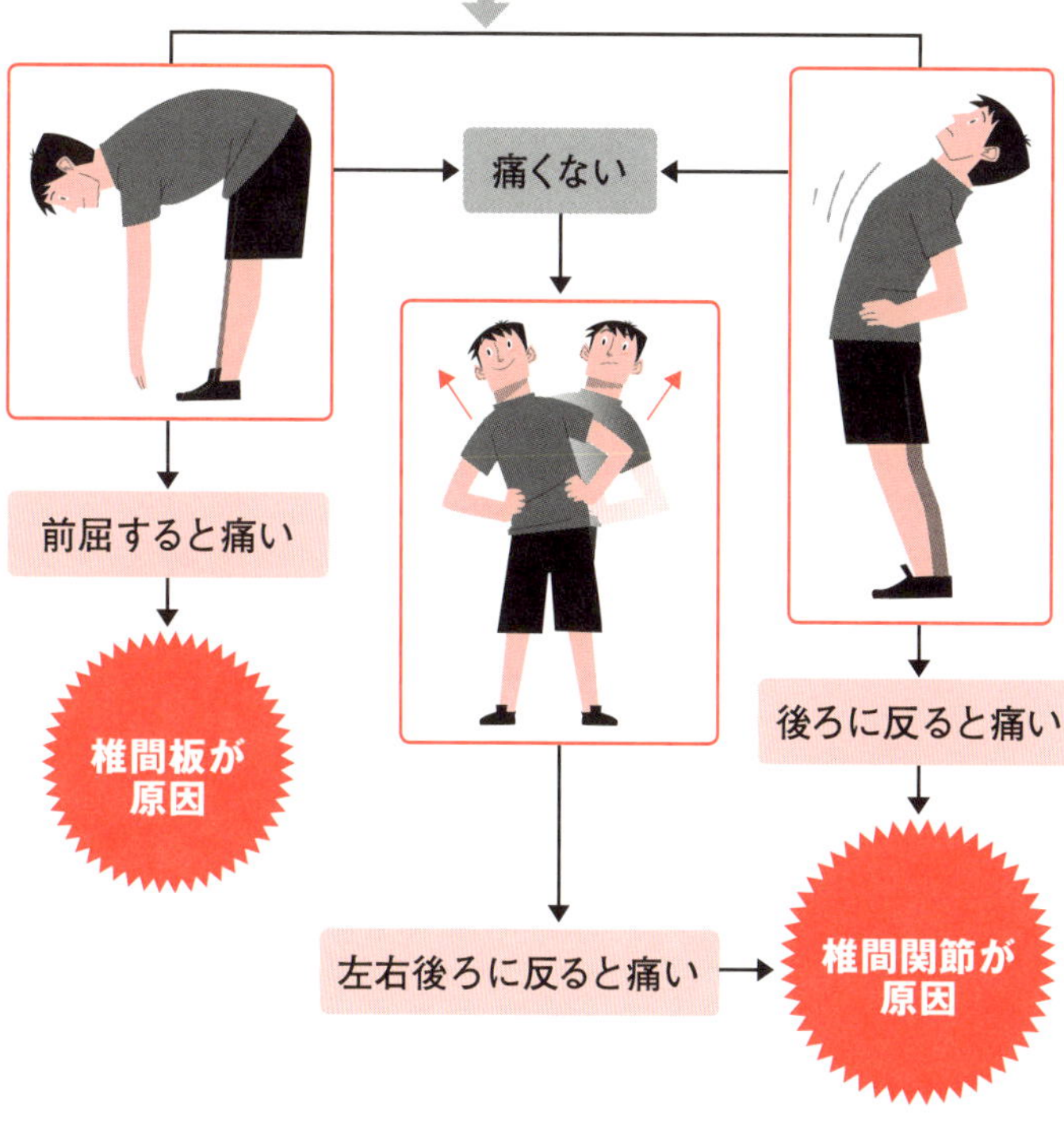
痛くない
前屈すると痛い
椎間板が原因
後ろに反ると痛い
左右後ろに反ると痛い
椎間関節が原因

それでもわからなければペインチェックを

❶と❷の結果が食い違う方は、うつぶせになり、左ページのイラストで示した部分をだれかに押してもらいましょう。押す強さは、「通常なら痛みが出ないくらいの強さ」です。

力加減がわからないときは、まず左のイラストで示した●印のある部分を軽い痛みを感じるまで押してもらいましょう。ここで力加減をととのえてから、ほかの部位を押してください。

・❶（★）が痛い→椎間板、椎間関節のどちらかが原因

・❶で痛んだ部分の横の❷（●）も痛い→椎間関節の可能性が高い。もしくは椎間板＋椎間関節の両方が原因

・❸（■）が痛い→仙腸関節が原因

・❶と❸だけ痛い→椎間板＋仙腸関節、椎間関節＋仙腸関節が原因

また、❶、❷の痛みは第5腰椎（赤い囲み）に出ることがほとんどなので、ここから押してもらいましょう。

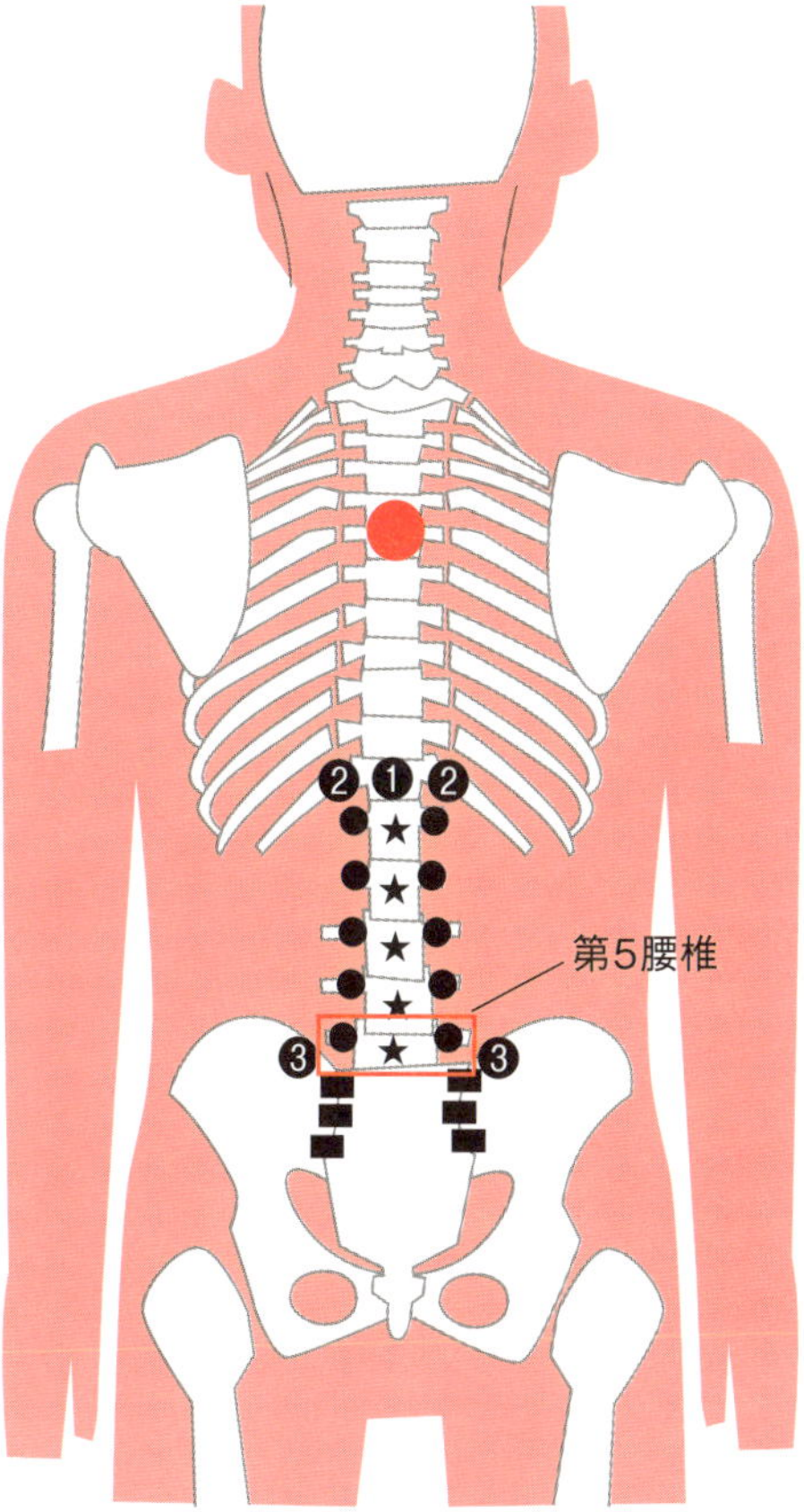

これらのチェックをおこなうときは、「原因はひとつ」と思わず「複数の根本原因がある」こともふまえよう

〝見える腰痛〟の、本当のしくみとは

ここまでで、〝見えない腰痛〟のしくみとみなさんの腰痛の原因がわかっていただけたと思います。続いては、病院の画像診断で判断される〝見える腰痛〟のしくみを紹介していきたいと思います。

57ページで、**「〝見えない腰痛〟の病状が悪化することで、〝見える腰痛〟を引きおこす」と書きましたが、正確には、椎間板がつぶれるごとに、〝見える腰痛〟になるリスクが高まっていく**のです。

まずは、左ページのイラストをご覧ください。

〝見える腰痛〟は、成長期に過度な運動をすることで引きおこす「腰椎分離症」、骨密度が減少し、骨がもろくなることでおこる「腰椎圧迫骨折」をのぞき、椎間板がつぶれるにしたがって発症しやすくなっていきます。そして「脊柱管狭窄症」は、これらすべての病状が進んでいくことによっておこります。

“見える腰痛”の原因、年代別リスクマップ

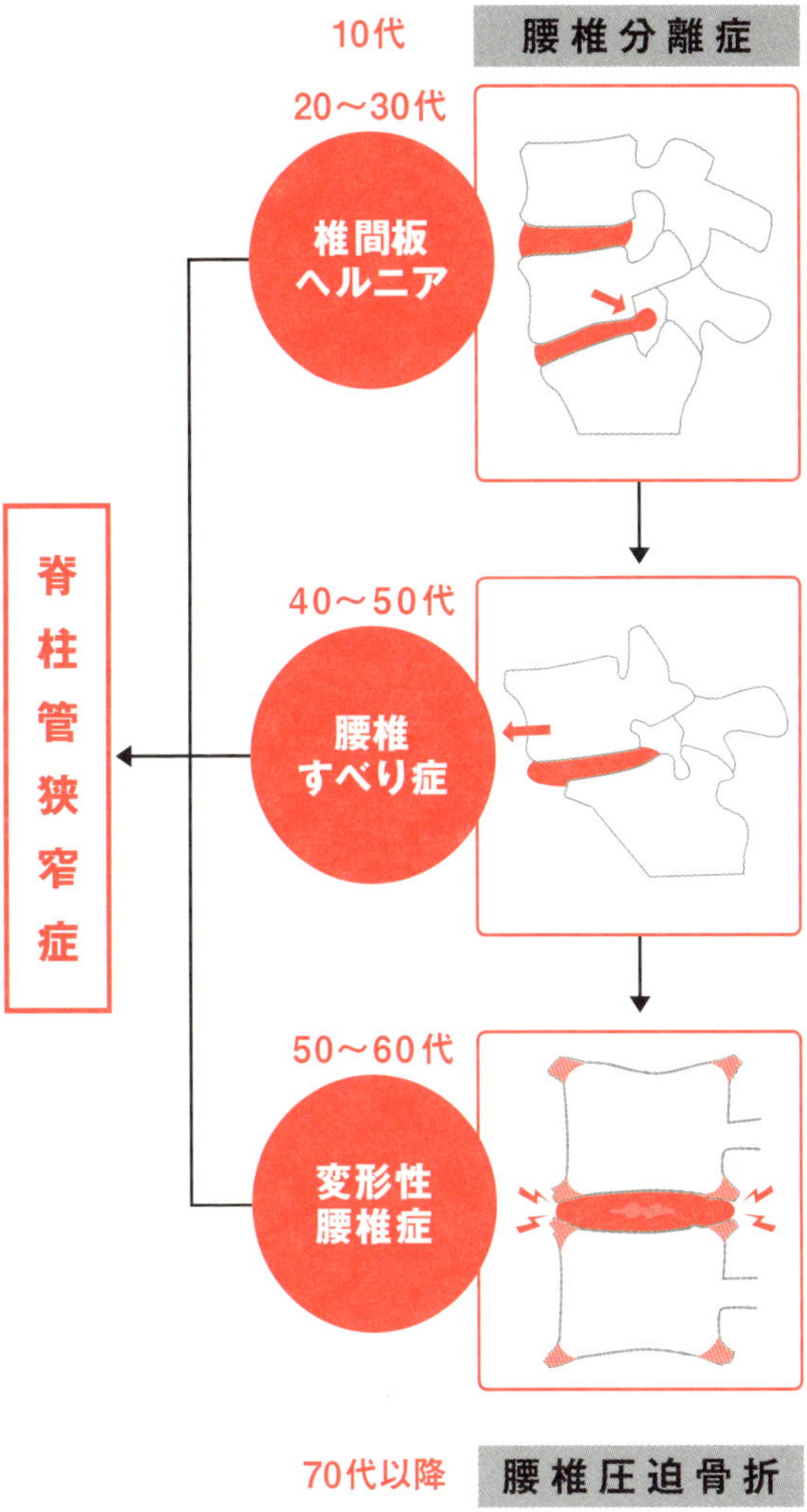
10代
腰椎分離症
20〜30代
椎間板ヘルニア
40〜50代
腰椎すべり症
50〜60代
変形性腰椎症
脊柱管狭窄症
70代以降
腰椎圧迫骨折

みなさんのなかには「ヘルニアになってはじめて腰痛を体験した」という人も多いと思います。

ヘルニアは、椎間板の線維輪がビリッと破れて中の髄核がとび出てしまう状態ですが、椎間板にはもともと神経がないため、線維輪に神経が入る前に髄核が出た、もしくは神経があったとしてもこれまで椎間板に大きな負荷をかけなかったため、痛みが出なかったと思われます。

つまり、**ヘルニアという〝見える腰痛〟になってはじめて痛みを感じたという人は、腰痛の原因はすでにできていたけれど「たまたま痛みを感じなかった」だけ**なのです。

このふたつの腰痛は、必ずセットで発症します。

すると、〝見えない腰痛〟を引きおこした震源地にプラスして、〝見える腰痛〟による痛みも生じるため、痛みの頻度が高まってしまいます。

ここからは腰痛に悩むすべての方を対象に、脳による痛みの増幅を解消するために、見える腰痛の各症状を紹介していきますが、これらの説明はこれまでよりも多少難しいと思います。

〝見える腰痛〟になる方は、腰痛で病院をおとずれる方の2割ほどということをふまえると、多くの方には「念のため知っておく」程度の情報になってしまうかもしれません。

そこで、もう一度、チェックをさせてください。

・脚や腕など四肢に痺れを感じることがある
・腰痛をもつ高校生以下のお子さんのために本書を読んでいる

じつは、〝見える腰痛〟になったとしても、耐えられる痛みならまだ大丈夫です。痛みの頻度は、これまでより上がるおそれはありますが、まだ症状は軽度です。

じっさい、骨に多少の異常が出ていたとしても「軽い骨棘《こっきょく》が出ているけれど、この程度ならまだ大丈夫だから、ひどくなったらまた来てください」と見えない腰痛と同じように診断されることも多いのです。

このレベルの〝見える腰痛〟ならば、第3章で紹介するメソッドで痛みをやわらげるとともに、症状の悪化も防ぐことができます。

もし前述のふたつに該当しないなら、よけいな不安を抱えないためにも第3章（123ページ）から読んでいただいてかまいません。

ただし、痺れが出ている方は要注意。

レッドフラッグと違い、すぐに入院治療というケースは少ないと思いますが、手術が必要なレベルまで悪化するおそれがあります。

そのため、まず症状の説明を一読したあと、病院で画像診断をしてもらい、自分の腰がどこまで悪化しているのか、何かしてはいけないことはあるのか、今後どれくらい進行すると危険なのか、などを聞いてください。お子さんのために読んでいる方は、「腰椎分離症」のところだけを読み、病院に連れて行ってあげてください。

〝見えない腰痛〟に対しては、あまり役に立たない整形外科医ですが、〝見える腰痛〟となると話は別です。

何しろ「見える」わけですから、その人の症状に合った最適な対処法や注意点を教えてくれるでしょう。

どうせ病院に行くのなら「読む必要はないのでは？」と思うかもしれません。でも、あらかじめ知識を身につけておけば、医師の言葉を十全に理解できるため、自身の病状を把握できるようになり、脳による痛みの増幅も防げます。

では、各病状とこれらが、どのような痛みを引きおこしていくかを見ていきましょう。

腰の「骨折」からおきる痛み

腰椎分離症

後述する「腰椎圧迫骨折」とともに、椎間板のつぶれに関係のない〝見える腰痛〟が「腰椎分離症」です。

おもに10代前半の成長期におきる病状で、かんたんに説明すると、**腰椎の後ろ側にあり、椎間関節につながっている「椎弓《ついきゅう》」という部分の疲労骨折**です。

腰椎を酷使するようなスポーツの動きを続けると、成長期の弱い骨は折れてしまいます。

初期段階なら、コルセットなどで腰椎をいつ

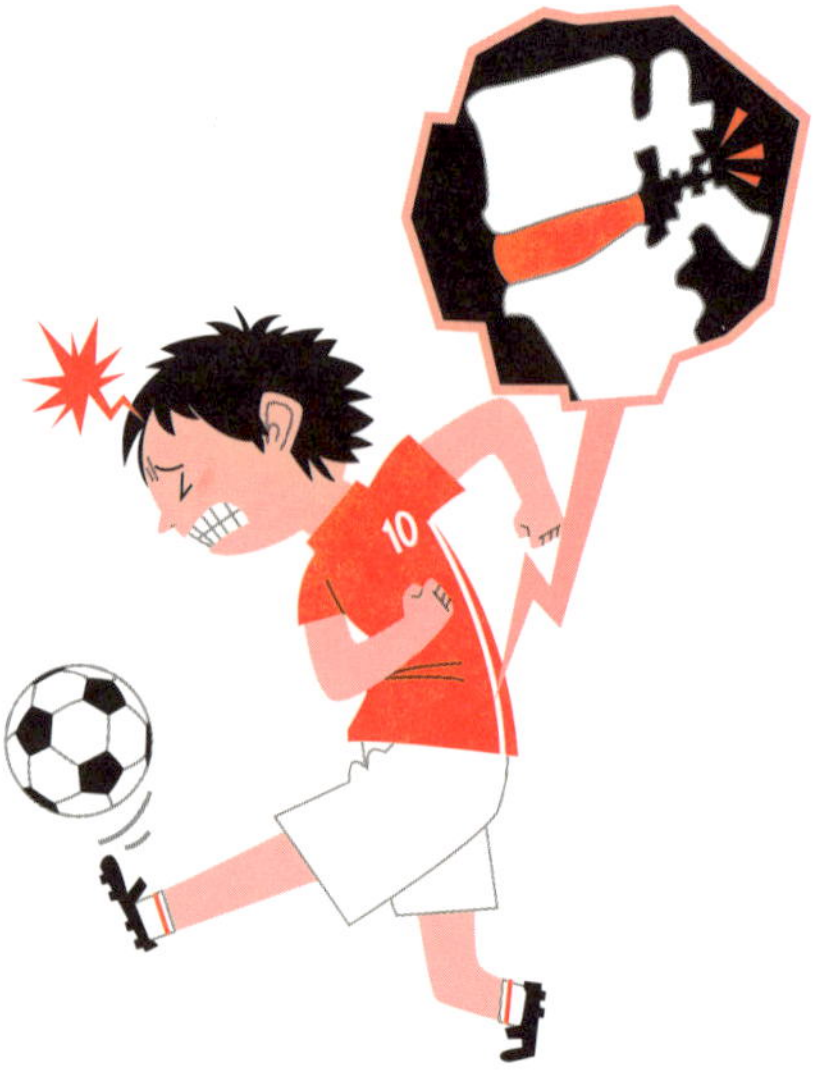

も安定させておけば、骨は再びくっつきます。運動をしている成長期のお子さんが腰痛を訴えたら、なるべく早く病院で検査を受けるようにしてください。一般的なレントゲンでは初期の分離症は診断できないので、CTやMRIのある病院に行くことをおすすめします。

病院に行かず症状が進行すると、椎弓は折れたままくっつかなくなってしまいます。競技に打ちこんでいるときほど自分から痛みを言い出せないケースが多いので、激しい運動をしているなら、親御さんや指導者から声をかけてあげてください。

じつは、2か月で自然に治る
椎間板ヘルニア

だいたい、20～30代の人に多くあらわれ、〝見える腰痛〟の約4割を占める**もっとも多い病状**が、椎間板ヘルニアです。

椎間板は外側の線維輪と内側の髄核に分かれますが、老化が進むと髄核から水分が失われていきます。しかし、20～30代だとまだ髄核はみずみずしさが残っています。このとき**椎間板に負担をかけ、線維輪が強く傷つくと、髄核が線維輪をビリッと突き破り、「にゅるり」と外に出てしまいます**。こうしておこるのが椎間板ヘルニアです。

ひどいときには、とび出た髄核が、背骨の後ろを通る神経を圧迫して神経伝達を阻害し、脚の痺れや筋力低下などがおこることもあります。

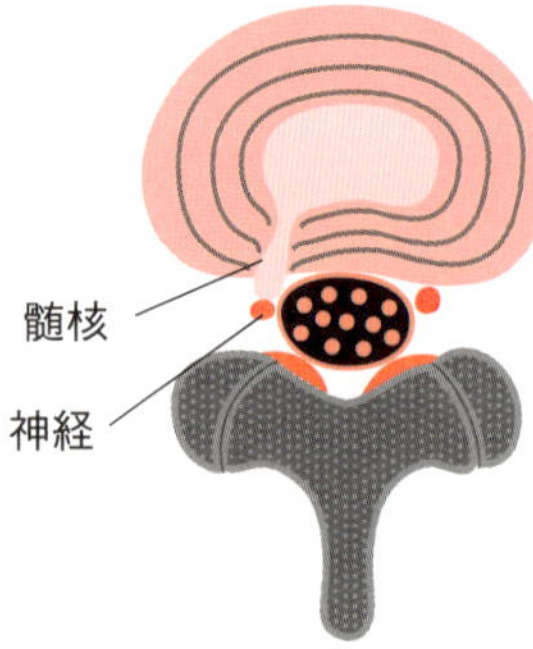

線維輪が破れるということは、もし、そこに神経があれば大きな痛みにおそわれます。また、ヘルニアが出たことで炎症もおこるので、痛みが続きます。

これが痛みの正体ですが、**じつはヘルニアは2か月程度で自然に消えていきます**。

体には免疫機能がそなわっていますが、髄核はつねに椎間板の中にあるため、免疫機能にとって髄核は見たことのない物質です。そのため髄核が外に出ると、「異物がきた！」と判断し、白血球の一種である「マクロファージ」という細胞が髄核を退治し始めます。

もちろん、このあいだは炎症がおきているので痛みが続くことになりますが、マクロファージが髄核を食べ尽くすころには、破れた線維輪の修復も終わり、痛みも引き、自然と日常生活に戻れます。

今の痛みが一生続くわけではないので、安心してください。

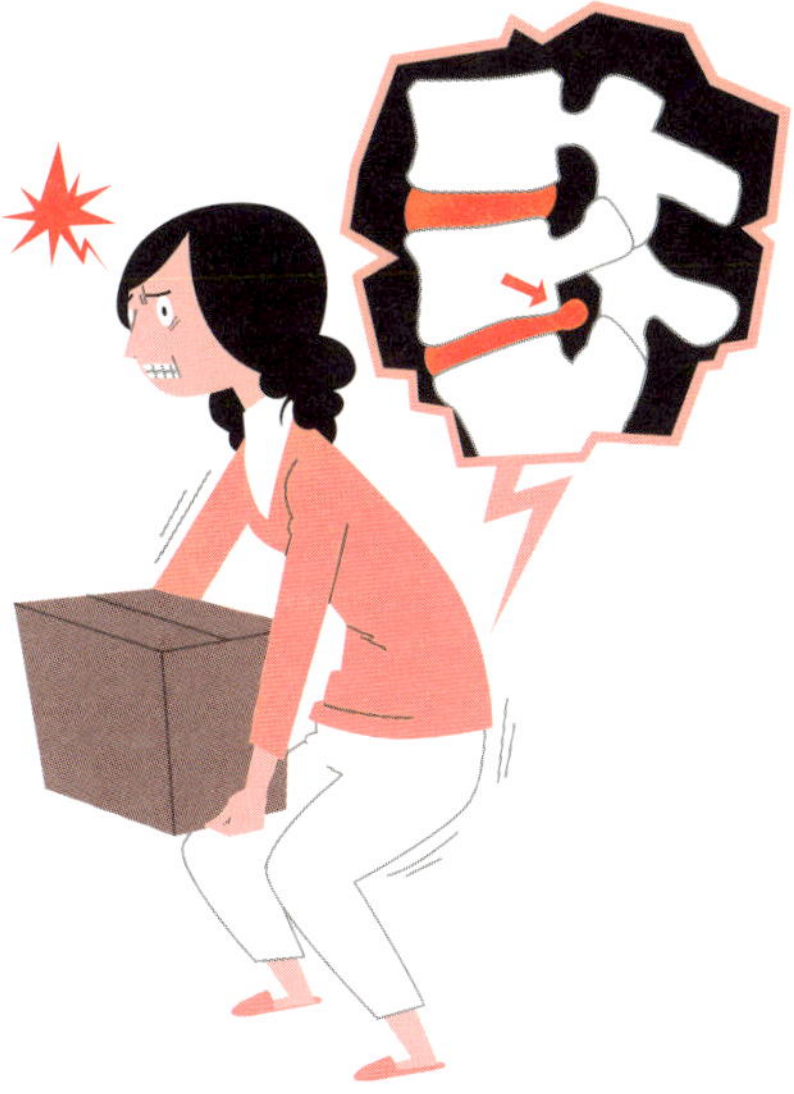

もちろん髄核が吸収されずに神経の圧迫が続くと痛み続けるため、日常生活が困難になる場合は手術でヘルニアを取りのぞくケースもあります。でも甚大な被害を及ぼしていないヘルニアなら自然治癒にまかせる、というのが最近では一般的な治療法です。

このように2か月ほどで勝手に痛みが引くヘルニアですが、医学的アプローチで患者を見ない治療院のなかには「私はヘルニアを治せる」と勘違いしている人も多くいらっしゃいます。これは、痛みが引くタイミングで治療しているだけだと思われます。

ただし**ヘルニアは再発しやすい**ので、痛みが引いたあとも注意が必要です。

理由は、ギックリ腰が再発しやすい理由と同じで、一度や二度のヘルニアでは、髄核はまだ椎間板の中に残っています。また、線維輪が修復されたといっても、**破れた箇所を粘着テープで「とりあえずふさいだ」程度の修復**なので、ちょっとした刺激で、線維輪がまたビリッと破れ髄核がとび出してしまうのです。

そのため一度ヘルニアになった人は、第3章で紹介する10秒間エクササイズなどの運動や、第4章で紹介する「構え」を知って姿勢をととのえ、椎間板への負担を減らすことが重要になってきます。

腰椎のズレが全身のズレにつながる
腰椎すべり症

40〜50代になると、椎間板の水分が若いときの半分くらいになってしまう方も増えます。この時期は、椎間板がつぶれて支えが弱くなることで腰椎が不安定な状態になり、その名のとおり、腰椎が前方（まれに後方）に、じょじょに、すべるようにズレてしまいます。

腰椎がズレるということは、椎間板、椎間関節に物理的刺激がかかるため、ギ

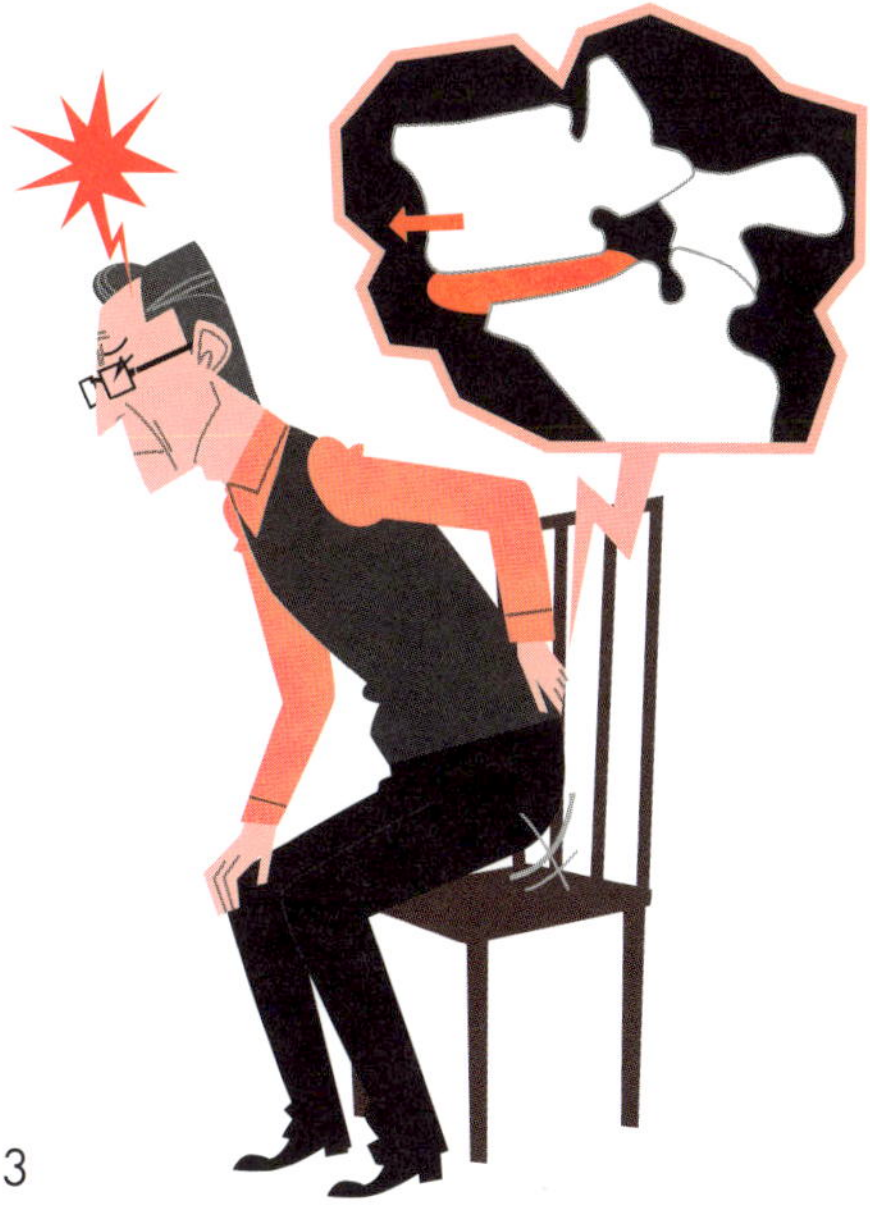

ックリ腰のような激しい痛みにおそわれることもありますが、じっさいは痛みはおきず、軽い違和感があるだけの人も多いようです。

恐ろしいのは、この痛みが出ないケースです。骨がズレると神経が入っている脊柱管が狭まり、神経を圧迫して坐骨神経《ざこつしんけい》の痛みをともなうようになります。

骨にトゲができて痛みが生じる
変形性腰椎症

腰椎が変形してしまった状態をさす総称で、50~60代以降の方に多く見られます。

背骨は椎間板が支えていますが、椎間板が弱くなりつぶれていくと骨への負荷が増します。こうなると体は「骨をもっと強くしないと!」と細胞増殖させて腰椎を大きくし、腰を安定させようとします。

ここまでなら、まるで体によいことがおこっているように思うかもしれませんが、そもそもは椎間板の劣化から始まった、あやまった骨の増殖です。そのため骨もただ大きくなるのではなく、いびつな形に大きくなってしまうことがほとんど。その代表ともいえるのが骨棘です。

骨棘は、変形性腰椎症のなかでも多く見られる変化で、読んで字のごとく骨から棘《とげ》が出たような形に変形した状態をさします。

小さなものなら、たいした問題もありませんが、**トゲが大きくなると神経が通っている脊柱管を圧迫するなど、さまざまな症状や痛みを引きおこす**ことになります。

また、この症状は動きによって強くなるため「腰が痛くなるかもしれないから運動をしない」など腰痛が出たときにおちいりがちな悪しき習慣を助長します。

これが、さらに筋肉を弱らせ、骨棘の増大をうながしてしまい、最終的には今よりもひどい痛み、よりひどい脊柱管狭窄による脚の痺れ、麻痺などにつながるケースが多いのです。骨棘があると診断されたら負担の少ないトレーニングを開始し、長期間続けてください。

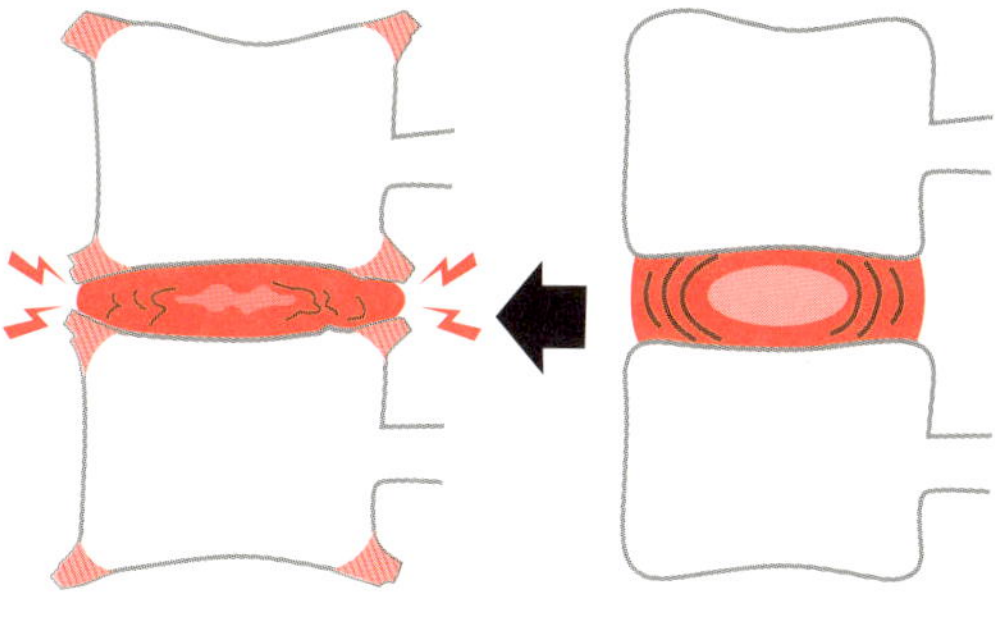

〝見える腰痛〟から神経を圧迫

脊柱管狭窄症

「脊柱管」とは、脳から出ている神経の束が入った、背骨にあるトンネルのこと。ここが何らかの原因によって細くなってしまい、神経が圧迫された症状が出ると「脊柱管狭窄症」と診断されます。

脊柱管狭窄症は、これまで紹介した〝見える腰痛〟のすべてが引き金になっておこります。「椎間板ヘルニア」ならとび出た髄核、「変形性腰椎症」なら骨棘、「腰椎すべり症」ならズレた腰椎。また、〝見えない腰痛〟なら椎間関節の変形。それぞれが進行することで、病状ごとに異なる突出した部分が脊柱管を圧迫し、この病状へとつながっていくのです。

脊柱管が圧迫されて細くなると、脊柱管を通っている神経も圧迫されます。これはちょうどストローをつぶしたような状態です。つぶれたストローでは飲み物を吸い上げることができないように、脳から各部位に送られる命令や、各部位が脳に送る情報の伝達を阻害してしまうのです。

こうして、**体のどこかに痺れが出たりスムーズな動作ができなくなったり、ひどいときには体の一部が麻痺したりすることもある恐ろしい病状**です。

この病状は神経の末端に刺激を与えるわけではないので、人によっては痛みを感じず、痺れや麻痺が出ることがあります。そのため腰から症状が出ていることに気づかず、鍼灸などの民間療法で麻痺が出ている部分に刺激を与えて、多少症状が緩和されたらよしとする人がいます。

しかし、これらの病状の軽減は一時的なものにすぎないので、麻痺や痺れを感じたら、早急に病院に行くことをおすすめします。

ちなみに「坐骨神経痛」というのはあくまでも症状の名称で、病名ではありません。ヘルニアや

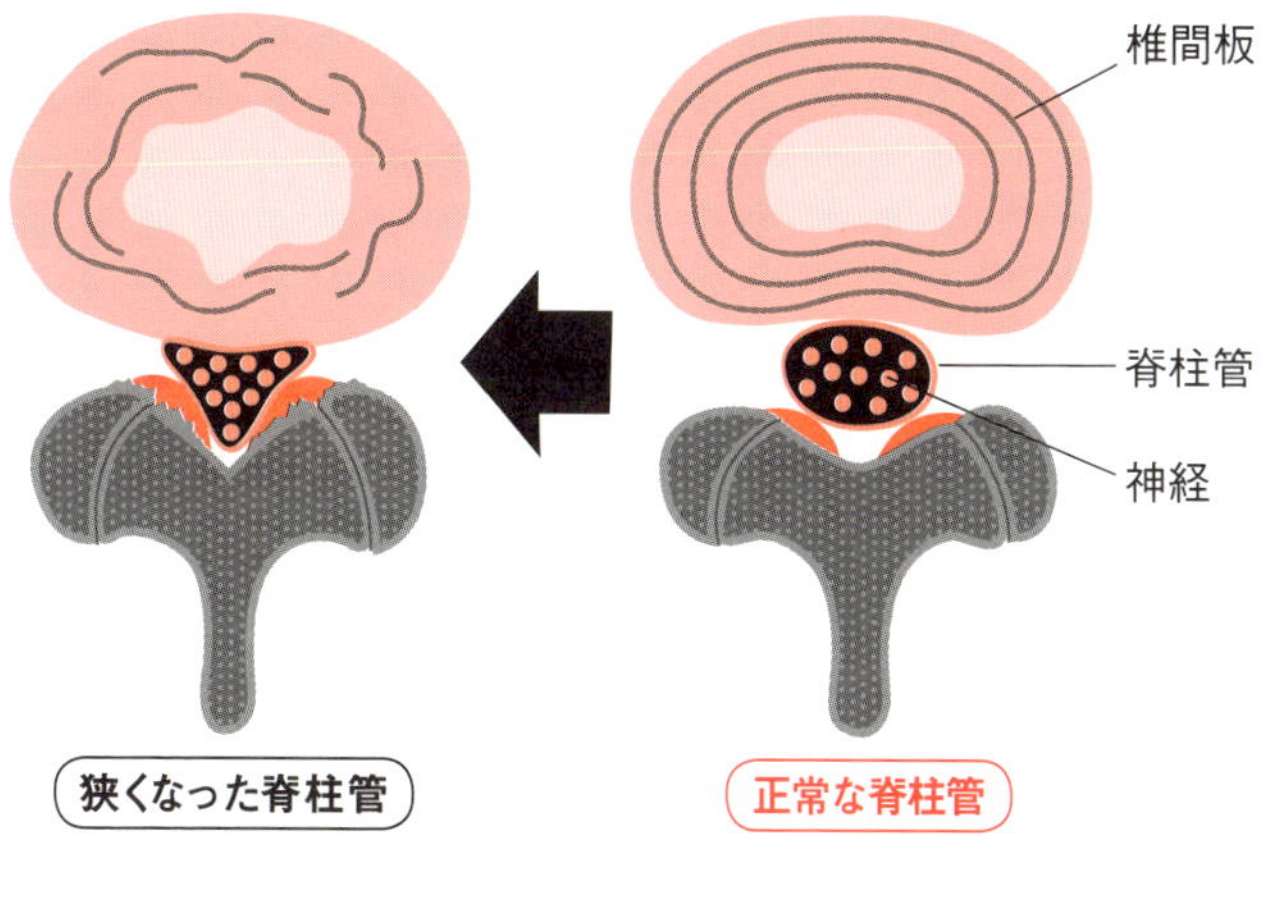

すべり症、脊柱管狭窄症で神経が圧迫されると坐骨神経に痛みが出るのです。坐骨神経痛と言われたら、病院に行き原因を明らかにすることが大切です。

骨が押しつぶされて痛みがおそう
腰椎圧迫骨折

70代以降の高齢の女性におこりやすい症状です。骨折というと、まっすぐな棒をポッキリと折ったイメージをもってしまいがちですが、圧迫骨折とは、骨が負荷に耐えきれなくなりつぶれていく状態をさします。

骨粗《こつそ》鬆症《しょうしょう》などにより骨の密度が低くもろくなっていると、体の重さに腰椎が耐えきれなくなり、じょじょに腰椎がつぶれていってしまいます。たとえるなら、スポンジケーキを上からゆっくりと押しつぶしていくような感じです。

腰は、椎間板がつぶれることで曲がっていきます。腰が大きく曲がっているお年寄りを見たことのある方も多いと思いますが、このような腰のカーブはたいてい、腰椎圧迫骨折によるものです。

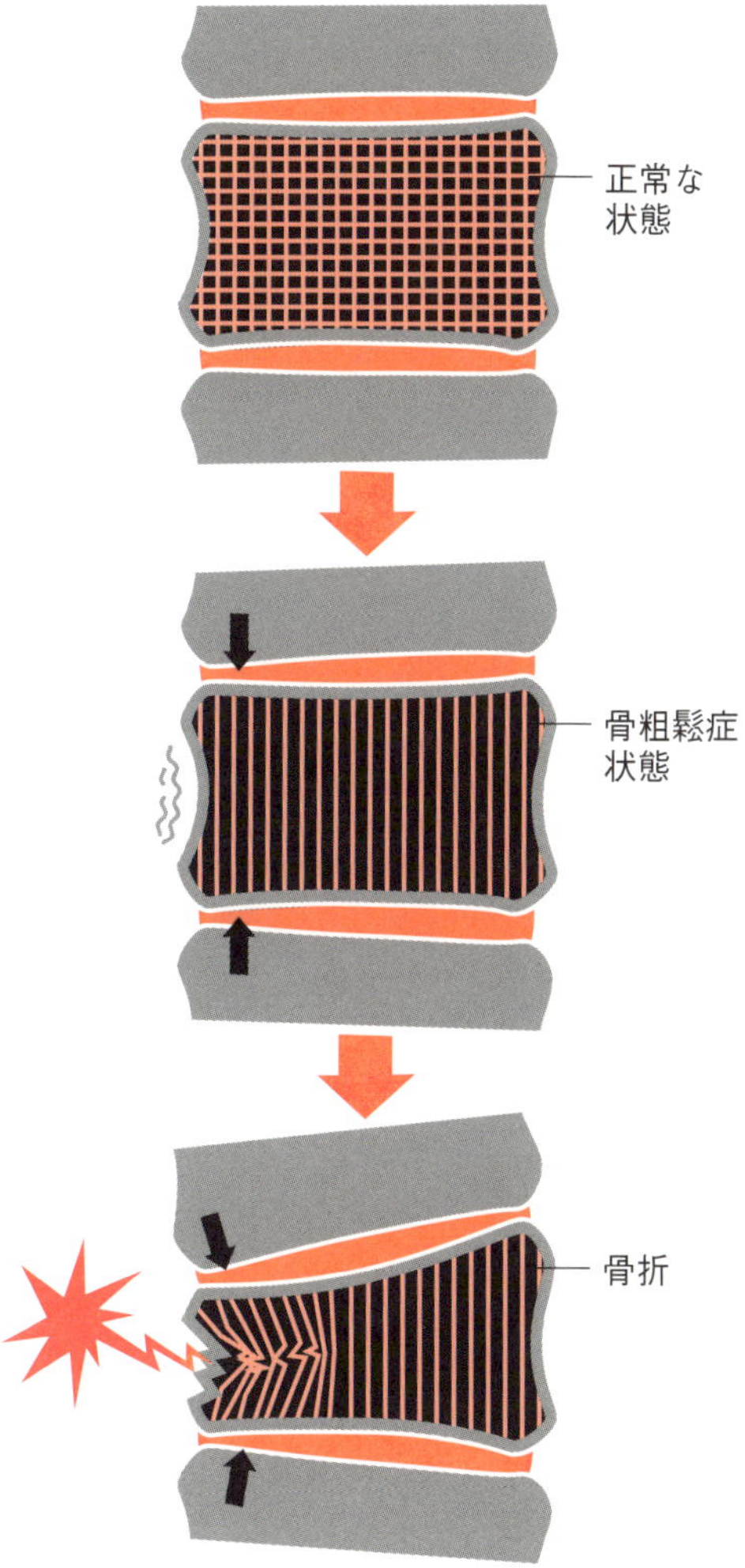
正常な
状態
骨粗鬆症
状態
骨折

【まとめ】知識を体感し、脳から痛みを消す

ここまで腰痛のしくみを紹介してきましたが、どうでしょうか？　痛みの理由がわかって、痛みは消えましたか？　おそらく多くの方は、まだこれまでと同じように痛みが続いていると思います。

しかし、今はそれでいいのです。

腰痛が「原因不明」ではなく「震源地からおこるもの」ということを知る。これだけでよいのです。

知識というのは、ただ記憶しているだけでは、さほど意味はありません。

次の第3章では、痛みの本丸である3つの部位に直接はたらきかけるメソッドを紹介していきます。

本章で得た知識が本当に活きるのはこれからです。

動くことで腰痛が軽くなると、このような気持ちがわいてくると思います。

「なるほど。だから痛みが小さくなったのか」

この瞬間がおとずれたそのとき、得た知識が「実感」として脳に落としこまれるのです。そして、**その実感と同時に「脳が増幅する痛み」は一気に解消されます**。

痛みの緩和状況は人それぞれ違うでしょうが、本書のメソッドを数日続けるうちに、ある日突然、大幅に痛みが軽くなった瞬間を感じられる人は、かなり多いでしょう。

このときにおとずれる喜びを楽しみに、次の章へ進みましょう。

第3章

1か月で強い腰をつくる10秒の真実

痛みが消えないのは、筋肉がサボっているから

本章では、やればやるほど腰痛が軽くなる動きを紹介しますが、その前に「なぜ、動かさなくてはならないのか？」から、お話しさせていただきます。

第2章で説明したように、慢性的な腰痛は、おもに椎間板、椎間関節、仙腸関節に原因があります。本来なら、これを修復できればよいのですが、一度傷ついてしまった部位、とくに老化によりつぶれた椎間板は、時間を戻す以外に、もとに戻す方法がありません。

では、**「一生腰の痛みを抱えて生きなければいけないのか？」と言われれば、答えはノー**。

腰痛は、脳で増幅されるぶんの痛みを抜きにすれば、物理的刺激の強さ、炎症の大きさにほぼ比例します。そのため物理的刺激を小さくし、痛みの震源地の負担を減らして

炎症を防げれば、必ず痛みは小さくなります。

そして、これらを実現させる最適な方法が、筋肉を味方につけることです。

私たちの体は、生きているかぎり動き続けています。だから、腰の骨にかかる負担をゼロにはできません。でも筋肉を強くできれば、痛みの震源地にかかる負荷をおさえることができるのです。


じつは**腰痛をわずらう方のほとんどが、腰の筋肉を上手に使えない「弱い腰」**になっています。

そのため、ふだんから必要以上に骨に負荷をかけてしまい、これが痛みの震源地への物理的刺激や、くりかえされる負荷によって生じた関節の損傷が炎症につながり、腰痛が発症するのです。

体の動きを研究する仕事がら、私は人の歩き方をついつい観察してしまうのですが「あ、骨だけで歩いてるな」と思う人がたくさんいます。たとえば体のバネが効いていなくて、一歩一歩踏みしめるように歩いているサラリーマンの方などを見るとそう感じます。

このように、筋肉が少ない、あるいはうまく使えていない人は、歩行で生じる衝撃をすべて骨で受けています。

とくにお腹まわりの筋肉は、しっかり使えなくても歩くぶんには支障がありません。むしろ筋肉が弱った人にとっては、骨が支えてくれるぶんラクに感じるはずです。だから知らず知らず、骨に負担のかかる歩き方になってしまうのです。

筋肉をはたらかせることなく背骨に負荷をかけ続けると、椎間板はどんどんつぶれてしまいます。すると背骨のあいだが狭まり、椎間関節などにも損傷がおこり、複数の震源地から痛みがおこることに。さらには変形が進んで〝見える腰痛〟にまで悪化し、神経が圧迫され日常生活が困難に……。

最終的に手術が必要な段階に進んでしまうことも、決して考えられなくはありません。

たとえるなら、**みなさんはブレーキの壊れた車に乗り、崖に向かって一直線に進んでい**

る状態です。

ほうっておくとどんどん消耗する骨と関節に、少しでも長く元気でいてもらいたいなら、代わりに筋肉をはたらかせなくてはなりません。腰に痛みだけが出ている段階なら、まだまだ充分そこから引き返すことは可能です。

今後の人生を決めるのは、あなたしだいと言えるでしょう。

これから紹介するメソッドは、もちろん腰の痛みを全面ストップさせるためのものであるとともに、悪化の一途をたどる悪循環を断ちきる大きな意味をもっていると考えています。

少々大げさに聞こえるかもしれませんが、多くの患者さんと向き合った結果、**体を正しく使うことは、人生を左右するほど大事**、と強調したいのです。

1か月で「痛みが5割減った」驚きの実験とは

ここからは、一生痛まない強い腰をつくるメソッドの理論をお伝えします。まずは、その効果をどのように実証したのか、から話をさせてください。

はじめに（3ページ）で、「慢性腰痛を抱える40〜60代の男女の患者さんに、私が所属する早稲田大学で臨床研究をおこないました（Ota M,Kaneoka K et al. JPTS,2011）」と書きましたが、この研究について、もう少しくわしくご説明します。

まず、3か月以上痛みが続いている慢性的な腰痛を抱えた方35人に「これまで感じた最大の痛みを10として、今の腰痛の痛みはどれくらいですか？」という質問をします。

このときの平均値は6でした。

このように最大の痛みを基準に主観的な痛みを数値化する方法を「ペインスケール」といい、医学の世界ではよく使われます。

そして、本章で紹介するメソッドを1か月続け、再び同じ質問をしました。

すると**全員が1か月前に比べると数値が減少し、その平均値は運動前の6から3に半減した**のです。

もちろん効果には個人差がありましたが、すべての方の痛みが緩和され、心理状態も改善された方が多く、なかには**1か月で痛みが9割ほど減った**方もいらっしゃったのです。

そこで、本章のメソッドを始める前に、みなさんにも今の腰の痛みを数値化していただきたいと思います。

「これまでの人生で感じた最大の痛みを10として、今の腰の痛みはどれくらいですか？」

この答えを手帳のすみにでも小さく「腰痛＝6」などと記載していただければ、これからおこなうメソッドの成果をより具体的に感じられると思います。

強い「体の芯」をつくるローカル筋の秘密

皮膚をギュッとつねれば痛みが出ます。でも軽くなでても痛みは出ません。あたり前ですよね。これは腰でも同じことが言えるのです。

たとえ椎間板に神経が侵入していても関節包に炎症がおこっても、それが軽くなでるほどの小さな刺激なら腰痛はおこりません。

あなたは、腰に大きな負担をかけ続けるような生活をしていますか？　アスリート並みに体を酷使する生活でないかぎり、腰に強い刺激を与え続ける生活はしていないと思います。

にもかかわらず腰が痛くなってしまう。

これこそ、あなたの腰が「弱い腰」になっている証拠なのです。

学校の理科室などにある骨格標本を、想像してください。触れたことがあるなら、よりわかりやすいと思いますが、人間は骨だけになると、ぷらぷらしてまったく安定しません。**骨のまわりにキュッと締まった筋肉があり、これらが骨を支えることではじめて自立できる**のです。

しかし筋肉が衰えて弱くなると、それこそ骨格標本のように「骨だけで体を支える」ことになってしまいます。こうなると、日常生活のささいな動きでも骨に大きな負担がかかるのです。

たとえば、60キログラムの荷物があったとします。

これを10人で持てば、1人あたり6キログラムの負担ですむため、なんとか運べますが、1人で運ぼうとしたら大変ですよね。でも、この大変な状況が、あなたの腰で今も、おきているのです。

では、どうして弱くなってしまった

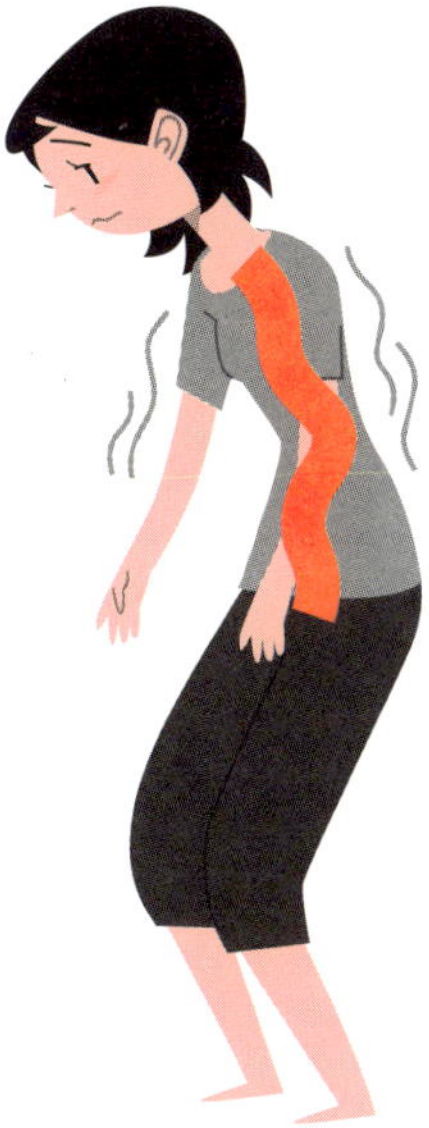

のでしょうか。

骨を支えるのに、もっとも大きなはたらきをしているのが、背骨に直接くっついている「ローカル筋」です。

筋肉は、使わなければどんどん弱くなってしまうものですが、ローカル筋は、ひんぱんに動く背骨のコントロールや体のバランス維持などに使われるため、つねに活躍しています。

使っているにもかかわらず弱くなってしまう。

考えてみると不思議ですが、こんな話があります。

ぴょんぴょんはねるノミは、体長わずか2～3ミリメートルの小さな体で、20センチメートルもジャンプできるという特徴があります。このノミを高さ10センチメートルの透明な箱に入れて、しばらくおいておきます。

その後、箱から出してみると、20センチメートルはとべるはずのノミが、箱と同じ高さである10センチメートルしか、とび上がれなくなるというのです。

筋肉でも、これと同じようなことがおきます。

ローカル筋は無意識のうちに使われる筋肉ですが、だからといってつねに全力で動いているわけではありません。ふだんの生活で使われる力は、本来筋肉がもつ力に比べたら微々たるものです。

しかし小さい動きしかしていない筋肉は、箱に入れられたノミのように、その動きに慣れきってしまい、いざというときも、かすかな力しか出せなくなるのです。

腰の弱さとは、このように日常生活のなかから少しずつ筋肉の活躍の場が奪われることで、つくられていきます。

つまり、**みなさんの体の中にあるローカル筋は、真の実力を隠し、いわば寝ぼけ眼《まなこ》でダラダラとすごしている状態**なのです。

そこで絶大な効果を発揮するのが、本書の提案するメソッドです。

腰痛をやわらげるには、ローカル筋のなかでも腰椎や骨盤を安定させるために欠かせない「腹横筋《ふくおうきん》」と「多裂筋《たれつきん》」のふたつの筋肉を活動させるのが効果的です。

このメソッドをおこなえば、体の中で眠っている腹横筋と多裂筋に活を入れてたたき起こし、さらに筋肉どうしの連係も強められます。

これにより、**「骨と筋肉でできたしっかりとした体の芯」**ができ、**「強い腰」**ができ上がるのです。そこで、まずはこれからあなたの腰を守る芯になってくれるふたつの筋肉が、どのような役割を担っているのかご紹介します。

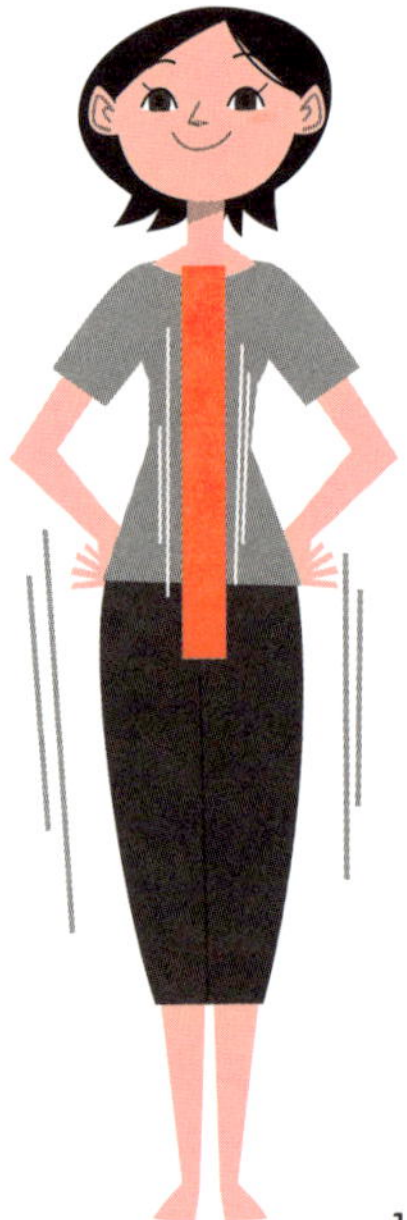

すばやく動いて背骨を守る「腹横筋」

腹横筋はお腹をぐるりと取り巻くような形で、腰椎と骨盤に直接くっついている筋肉です。体が動き始めるときに、どの筋肉よりも先にはたらきだす性質をもっています。

たとえば**ジャンプをするときには、ほかの筋肉よりも0・3秒速くこの筋肉に緊張が走ります**。なぜ、ジャンプ動作に直接かかわりそうもないお腹の筋肉がはたらくのかというと、ここに腹横筋の最重要ポイントが隠されているのです。

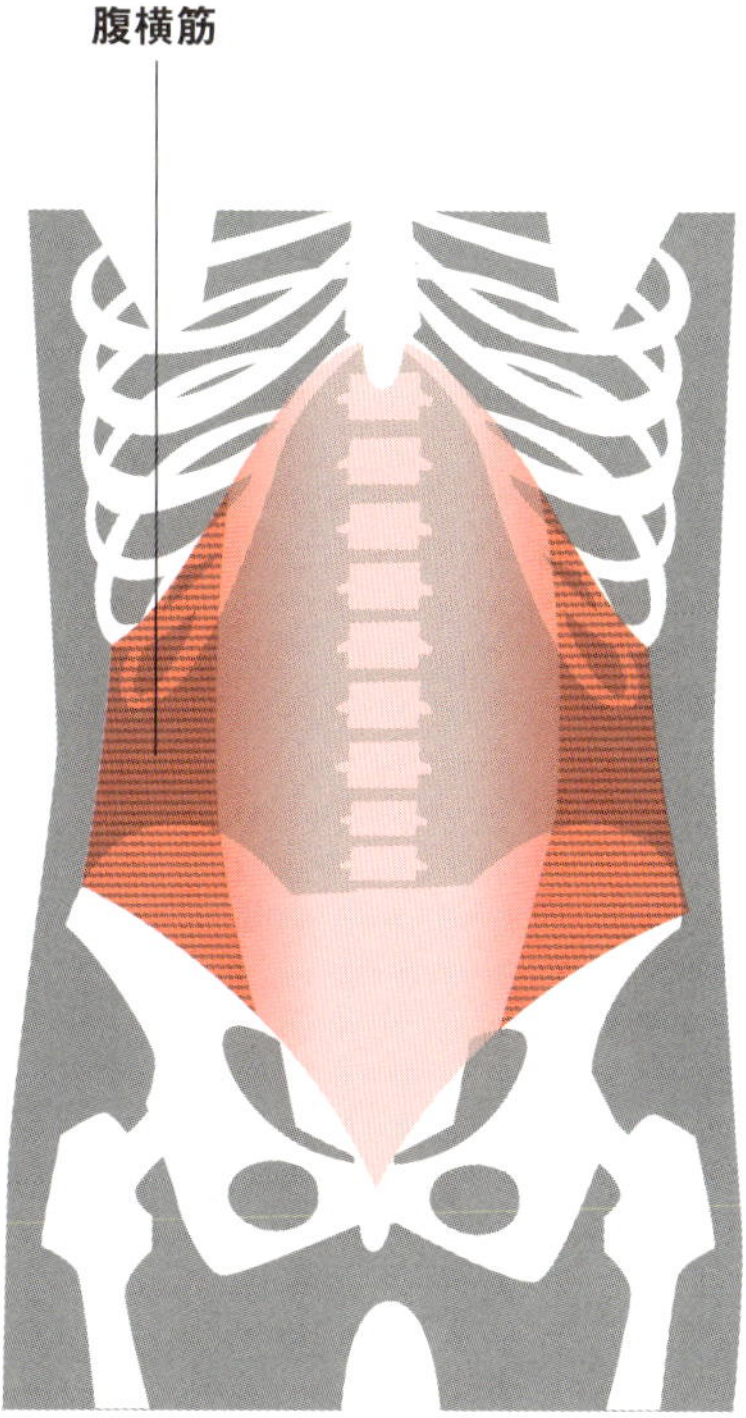

人が動くとき、体のバランスは必ずくずれます。ジャンプ動作ならば、とび上がる前にまず、小さく前かがみになり上体を前にかたむけます。

背骨は、つみ木のように複数の骨がつながってできているので、バランスがくずれたときは背骨どうしを「ガシッ」とかためないと、動くときにブレが生じます。そのためジャンプなどの大きな動きをするときは、体が動く前にローカル筋をはたらかせて体幹をかためるのです。このとき使われるローカル筋の中で、もっともすばやく動き始めるのが腹横筋、というわけです。

たとえば**年齢を重ねてから、よろけたり転びそうになったりすることが増えたと感じる方も多いと思いますが、じつはこれ、年齢だけが原因ではありません。腹横筋をはじめとするローカル筋のはたらきが弱まったことも、大きく関係している**のです。

骨格標本を手で支えながらおじぎをさせたところを想像してみてください。この状態から手を離すと、骨格標本は、そのまま前に倒れてしまいますよね。

よろけやすい、転びそうになる方には、これと同じことがおこっているのです。歩く、立つ、座るなどの日常的な動作でも体のバランスはくずれます。ローカル筋のはたらきが弱まると、体幹を安定させるまでに時間がかかり、そのあいだ体はくずれた方向へなびいていきます。こうして体はさらに不安定になるのですが、同時に、体がなびいたぶんだけ腰椎や骨盤によけいな負担を与えてしまい、これが腰痛を生み出す引き金となります。

お腹をぐるりと取り巻くようについている形状と、体のかたむきをいち早く制御する役割からもわかるとおり、腹横筋はコルセットとよく似ています。腰が痛くなるとコルセットを巻く人もいますが、**体の中にはすでに自前のコルセットが用意されている**のです。着脱する手間がないのですから、使いこなさない手はないでしょう。

この**腰横筋は、ひどく痩せ細って弱っていたとしても、年齢や性別に関係なく、自分の力で再び強くできる**のです。

背骨と骨盤を陰で支配する「多裂筋」

多裂筋は、左のイラストのように背骨の後ろ側で一つひとつの両端からスッとななめ後ろにのびている筋肉です。前述した**腹横筋が体のバランスを保つために使われる筋肉なら、多裂筋は背骨一つひとつの動きを制御している「背骨の支配者」**といえます。

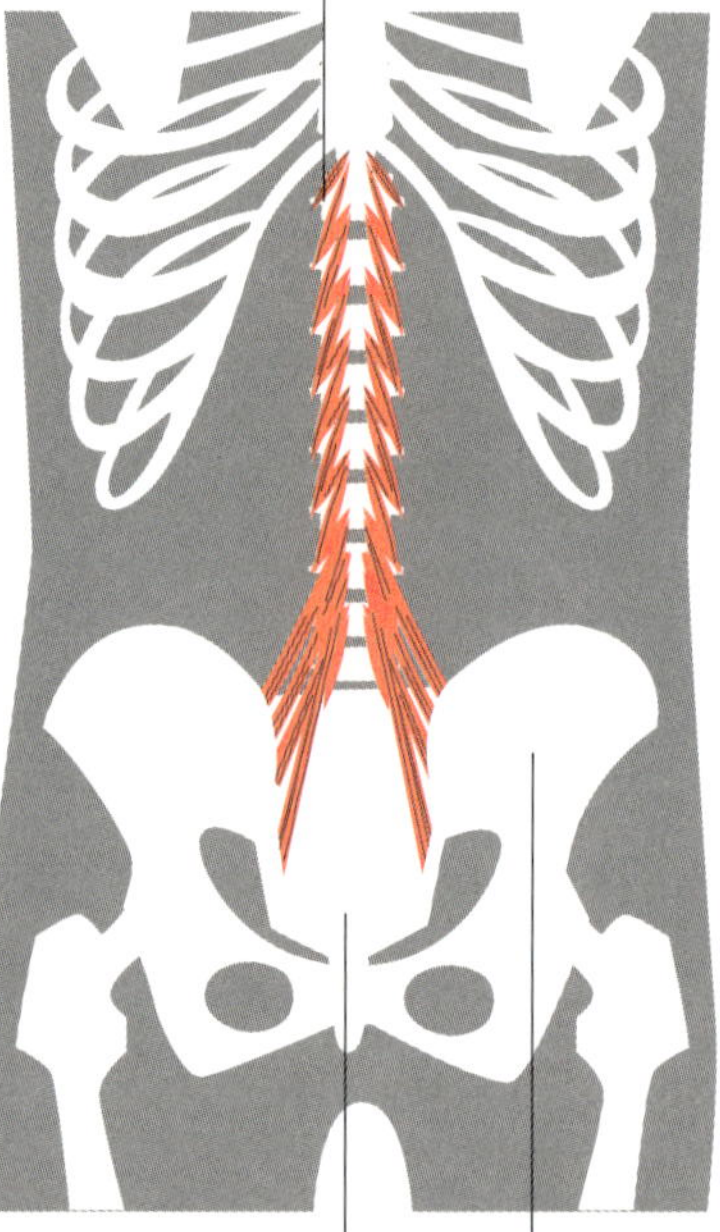

多裂筋も、腹横筋と同じように体が動き出す直前から活躍し、体のバランス維持にひと役買っています。多裂筋のはたらきはそれだけにとどまらず、つねに背骨の動きを監視し、背骨が安定するようにコントロールしているのです。

多裂筋は、いわばあやつり人形の糸のような役割を担っています。糸が切れたあやつり人形は、支えを失いパタンと倒れてしまいます。それと同じく、背骨は多裂筋によって、しっかりと支えられているのです。

また、腰椎にくっついている多裂筋は、仙骨や腸骨にもくっついています。そして、仙骨は腰椎とくっついています。これが何を意味するのかというと、**多裂筋や腹横筋のはたらきが弱まると、同時に骨盤の動きも悪くなってしまう**のです。

そして骨盤の動きが悪くなると、それにくっつく腰椎の動きも悪くなる。腰椎が動かなければ、それにくっつく多裂筋もはたらく機会が失われ、より動きが悪くなる……。一つひとつは約5センチメートルの長さで小指ほど小さな筋肉ですが、動きが悪くなると、このような負のスパイラルが生み出されるのです。

強い腰をつくるメソッド　準備編

少々前おきが長くなってしまいましたが、いよいよじっさいに動いてみましょう。
みなさんにやっていただきたいのは、たったのひとつ。
自分の運動能力に合わせて選べ、ローカル筋をきたえる「10秒間エクササイズ」です。

かなりかんたんな動きですが、第1章でも紹介したように、**一生懸命激しい運動をすればいいというものではありません**。だから、1日30分ジムできたえるとか、腹筋運動を20回とか、ふだんやらない苦しい運動を長時間くりかえさなければ、と思わなくても大丈夫です。

きたえるべき筋肉をしっかり刺激できれば、どんなにかんたんな動きでも短時間で充分な成果は出ます。

ただ、**ローカル筋はふだん意識して使うことがないため、まずは「ドローイン」という、ローカル筋にスイッチを入れる動き**から始めてみましょう。

最近では、ウエストのサイズダウンを目的としたダイエットとしても使われることが多いため、「ドローイン」の言葉は耳にしたことがあるかもしれませんが、これはもともと、体幹筋をきたえるさまざまな運動の「基本の動き」として生み出されたもの。しかし、かんたんな動きにもかかわらず、じつは正しくできている人はほとんどいないのです。

テレビや雑誌でドローインが取り上げられると「お腹を凹ませるだけ」とかなりシンプルに紹介されています。これは偽のドローイン。たしかに、お腹を凹ませるという点に変わりはありませんが、じつは真のドローインをおこなうには、あるコツが必要なのです。そこで、最初の1回は、このコツをつかむために、あおむけに寝ておこなってください。

一度コツをつかめば準備完了です。これでローカル筋を強くするスイッチが入りました。**これであなたが腰痛解消に投資する「10秒間」の質は、格段に上がります。**

これが本当のドローイン

ここではオリンピック選手や理学療法士が実践している、本当のドローインを練習してみましょう。

ポイントは、腰の骨、**腰椎を床に押しつけるイメージでくっつける**こと。つまり背中を床に押しつけるようにおへそを引きこみながら、骨盤を後ろにかたむける（178ページ参照）ときに腹横筋はしっかりとはたらきます。

1．あおむけに寝て、ひざを立てる。左右の下腹部に指をあてる

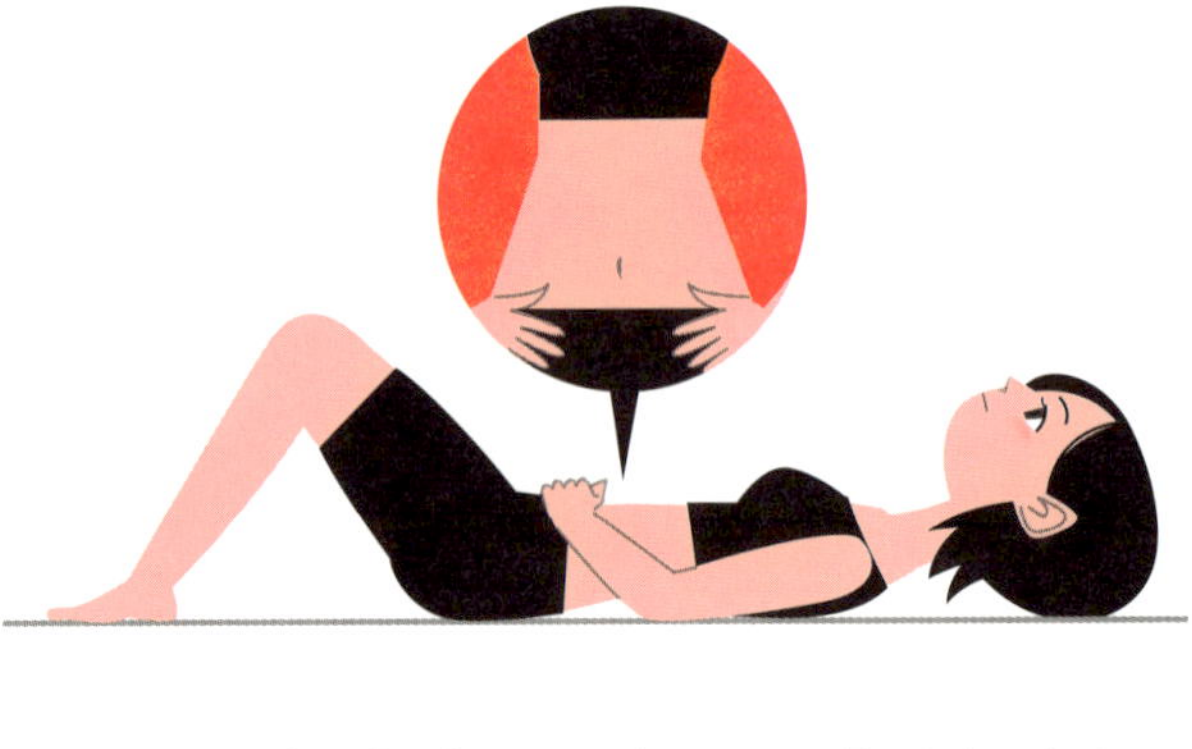

左右の下腹部を指で押さえる。押してみて骨にあたらなければ正しい位置に触れている

2. 背中を床に押しつけるようにしつつ、おへそをグーッと思いきり引きこんでいく

できない人は?

背中を床に近づけておへそを凹ませる動きができなかったり、凹ませても指をあてている部分にかたさを感じることがなかったりという人もいると思います。

そういう場合は、指で押さえたまま、「コホン、コホン」と空ぜきをしてください。どうですか?

こうすると同時に、指を通して筋肉がかたくなった感触が伝わると思います。一度感覚がわかったら、再びお腹を凹ませてみましょう。

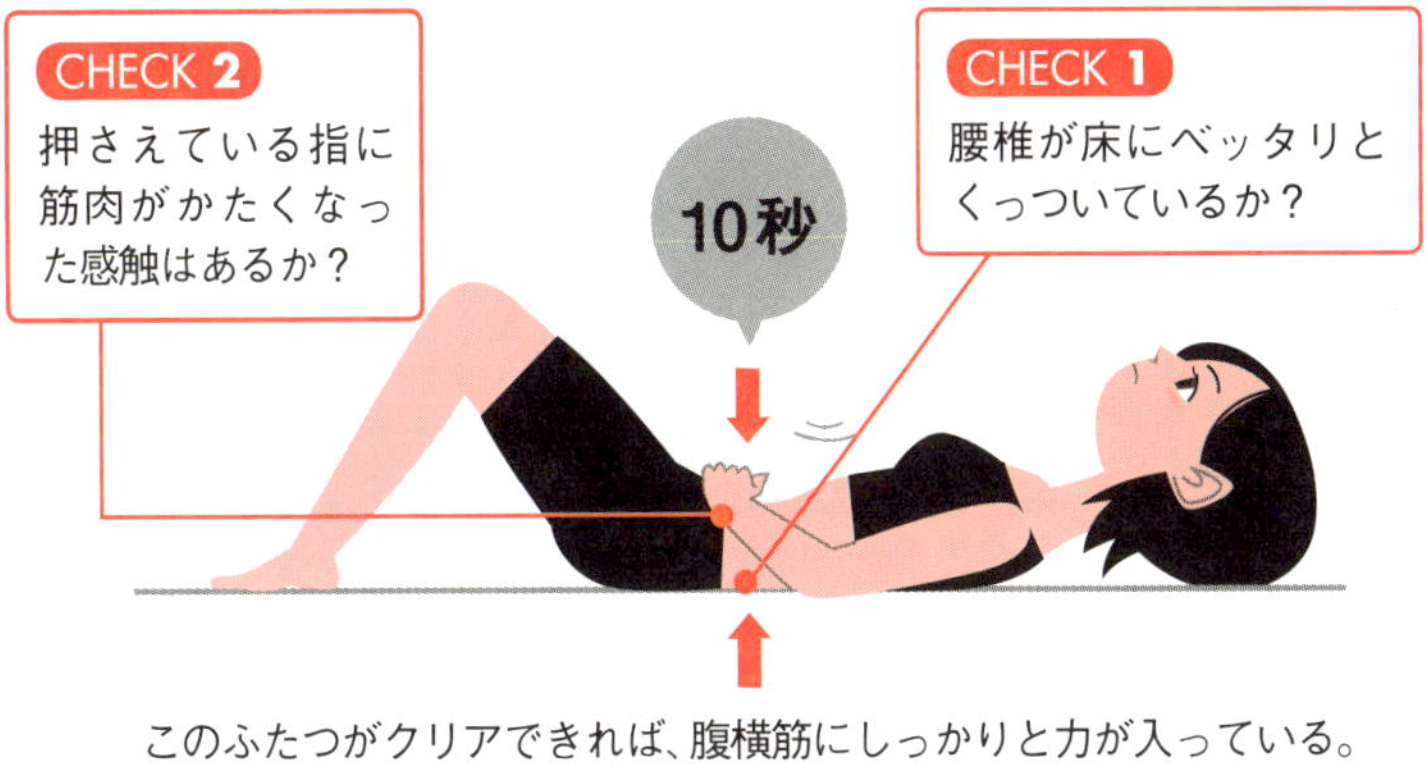
CHECK 2
押さえている指に筋肉がかたくなった感触はあるか?
10秒
CHECK 1
腰椎が床にベッタリとくっついているか?

このふたつがクリアできれば、腹横筋にしっかりと力が入っている。まずは10秒。慣れてきたらじょじょにのばし、できれば30秒は凹ませてみよう

イメージすれば圧倒的に効果は高まる

ドローインをすると、腹横筋は厚くなります。このとき腹横筋の厚みは通常の2倍にもなり、かんたんな動きのわりに、たしかな効果が得られることがよくわかります。

でも、エクササイズの効果には個人差があります。この背景には身体能力の差もありますが、それ以上に運動中のイメージが大きくかかわってくるのです。

人間の体というのはおもしろいもので、**特定の部位に意識を集中すると、その筋肉のはたら**

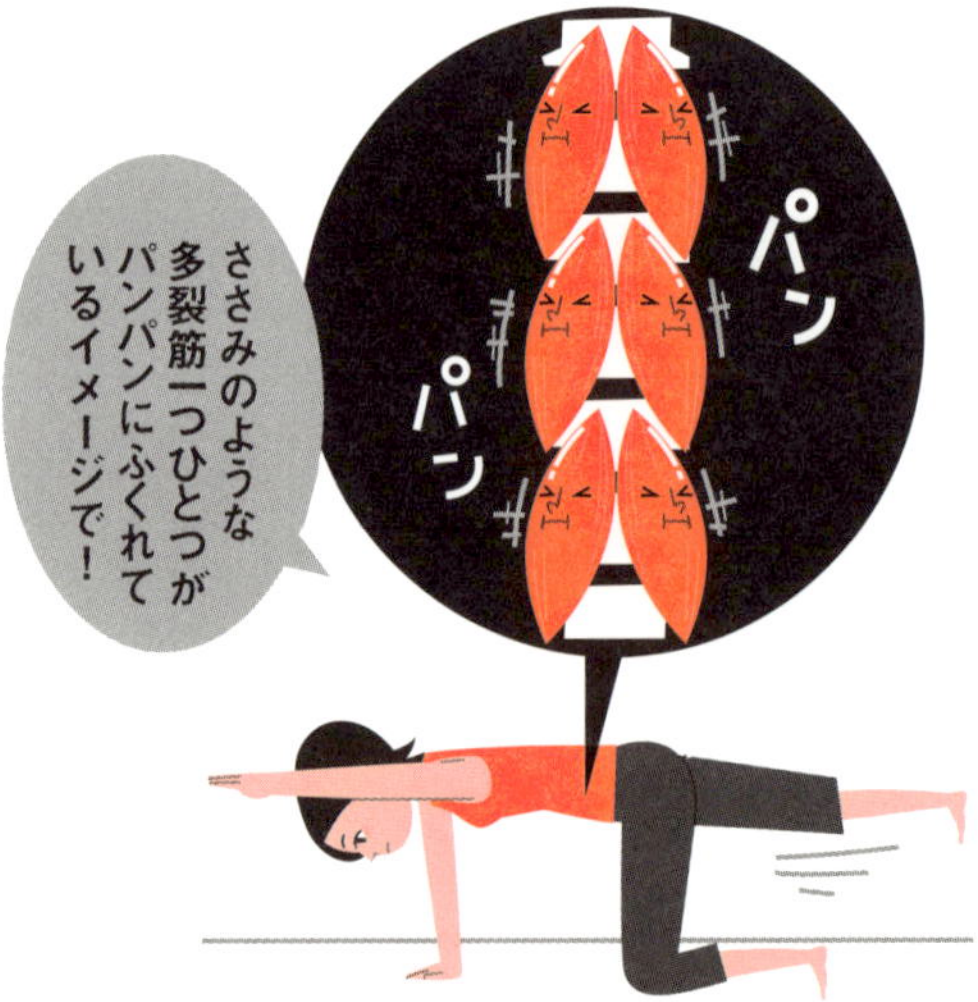

パン
パン
ささみのような
多裂筋一つひとつが
パンパンにふくれて
いるイメージで！

きを強めることができるのです。

そこで、ドローインやこのあと紹介する10秒間エクササイズをおこなうときは、それぞれの筋肉がパンパンにふくらんでいたり、限界まで筋肉を使っていたりする場面をイメージしてみてください。

また、自身の腰痛を生み出す**痛みの震源地を「守るんだ！」と強くイメージする**こと。これが運動の成果を最大化するための有効なカギとなります。とくに10秒間エクササイズのときは、最高の成果が得られた自分を想像しながらおこないましょう。

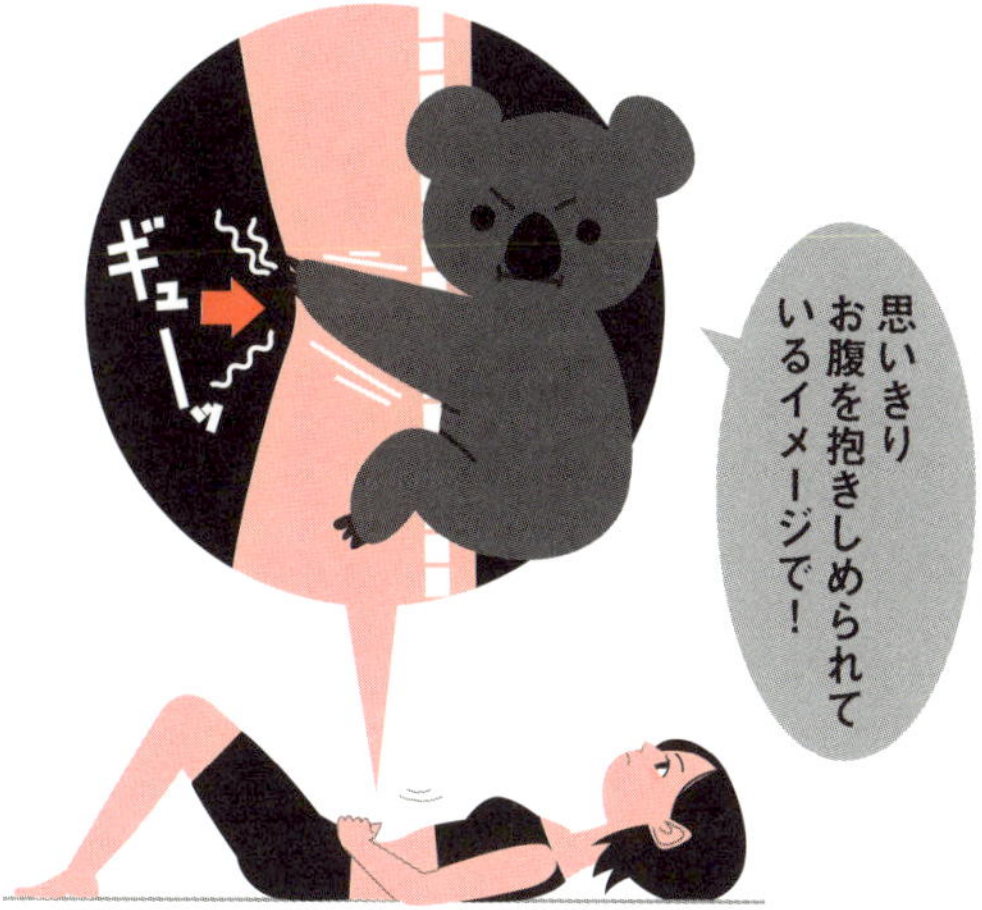
ギューッ
思いきり
お腹を抱きしめられて
いるイメージで！

強い腰をつくるメソッド　実践編

ドローインで腹横筋を使う感覚がわかったら、いよいよ痛みを1か月で5割減らした実績のある腰痛改善メソッド「10秒間エクササイズ」を始めましょう。

ドローインが正しくできると、わずかにお腹を凹ませただけでも、お腹まわりの筋肉にものすごい負荷がかかることを実感できたと思います。

1回あたりわずか10秒という短い時間ではありますが、その効果は絶大。この運動のときに腹横筋と多裂筋がはたらいていることは実験で確認済です。

腹横筋も多裂筋も、体の奥深くにあるので通常の筋電図ではその活動をとらえられません。そこで私たちは、細いワイヤ電極を使ってエクササイズ時のローカル筋の活動を調べました。つまり科学的根拠（Okubo Y,Kaneoka K et al.JOSPT,2011）にもとづいたエクササイズと言えます。

このエクササイズを続けると筋肉が目覚め、同時に腰痛も軽くなっていきます。でも問題は、人それぞれ腰痛の出方と筋肉の力が違うということ。腰痛のある人は「弱い腰」になっていると書きましたが、**デスクワークで腰痛になっている人と、重い荷物を運ぶ仕事で腰痛になっている人では、弱さのレベルが異なります**。

そこで本書では、みなさんの筋肉の強さに合わせて選べる、3種類の運動を用意しました。それが**「ハンドニー」「サイドブリッジ」「エルボートウ」**です。

みなさんには、このなかからひとつを選んでおこなっていただきたいと思いますが、最初は、いちばんラクな「ハンドニー」を試してみてください。そして、この動きがラクにできたら「サイドブリッジ」に変えるなど、自分のレベルに合ったものをセレクトしましょう。

おそらく多くの方は「ハンドニー」でもキツく感じるでしょう。

しかし、この動きを数か月も続ければ筋肉もだんだん目覚めてくるため、ラクにできるようになるはずです。そうなったら、次は「サイドブリッジ」、これもラクになったら「エルボートウ」と、どんどんステップアップしていってください。

この着実なステップアップこそ、10秒間エクササイズの最大の特徴です。

たとえば小さな子どもは日々大きくなっています。でも親が子どもの成長を感じるのは、写真などを見て過去を振りかえったときや、まわりの人から「大きくなったねえ」と言われるなど、何かのきっかけがあったとき。このように、**ほんの少しずつの成長は、きっかけがないと実感がもてないもの**です。

運動も同じで、毎日の積み重ねにより少しずつ筋肉は目覚めていきますが、それは成長を自覚しにくいとも言えるでしょう。

そこで、本書の運動には「1回10秒で終わる」「3種類の動き」など、さまざまな成長を体感できる要素を用意しました。最初は左右10秒ずつでもヘトヘトだったのに、気づけば左右3回ずつおこなっても平気になる、など成長に気づきやすい動きになっています。みなさんも自分の成長を細かに確認し、手ごたえを感じてください。

筋肉をきたえることで腰痛は減っていきますが、その効果を実感することも脳にとって大きな栄養となります。これも腰痛を軽減させる一助となるのです。

ハンドニー

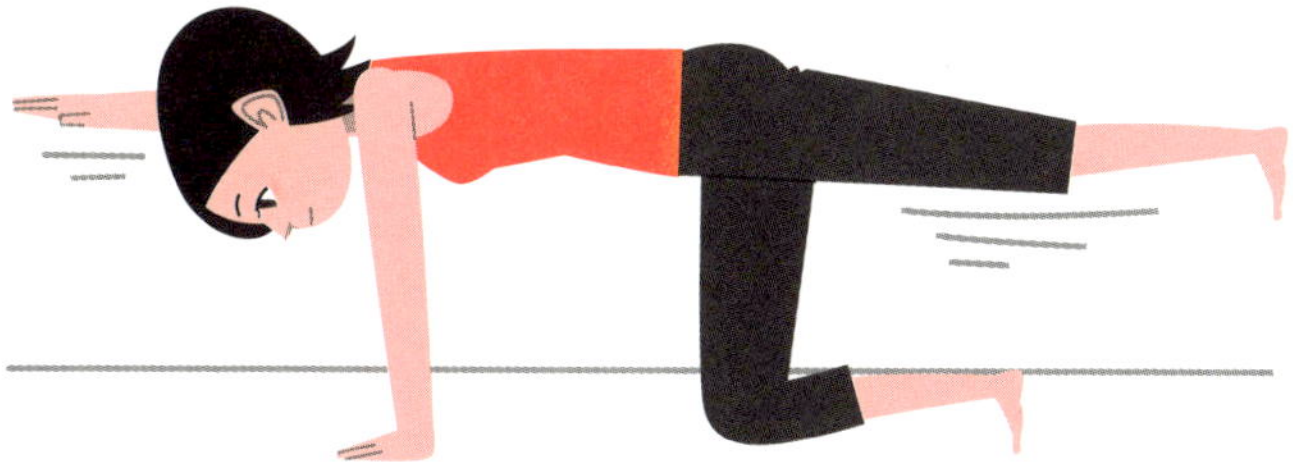

サイドブリッジ

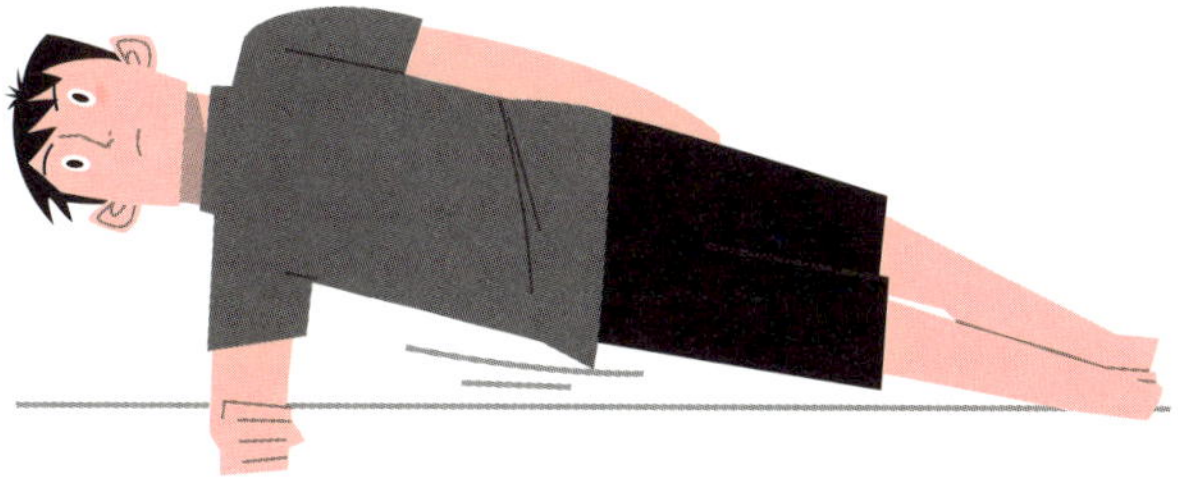

エルボートウ

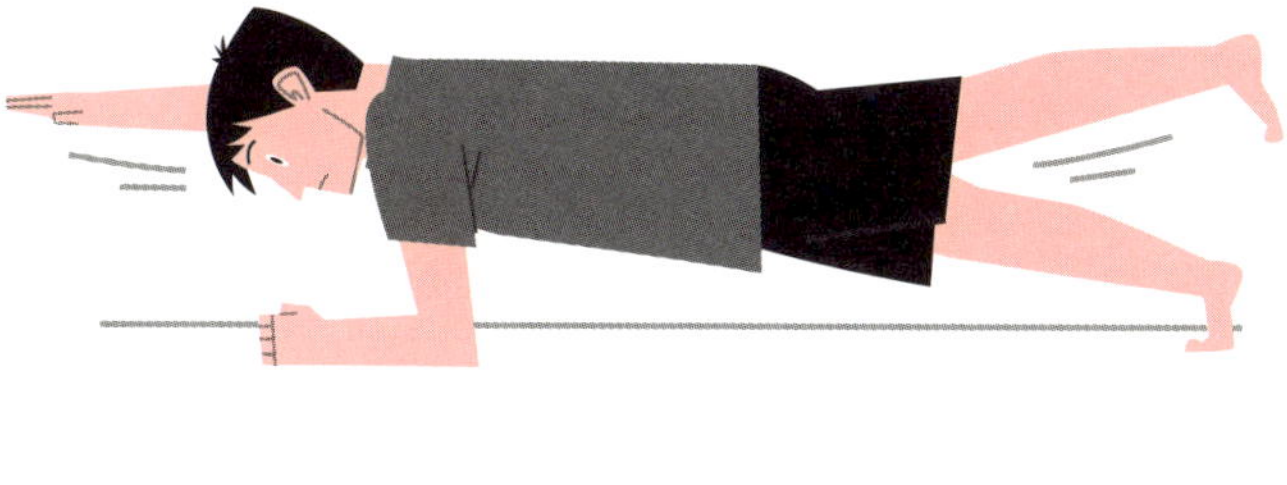

かんたんなのに効果絶大「ハンドニー」

3種類のなかでもっともかんたんにできるのがこの動き。腹横筋にも多裂筋にも効率よくはたらきかけます。まずはこれから試してみましょう。

ハンドニー

1 四つんばいになってドローイン。背中をまっすぐにする

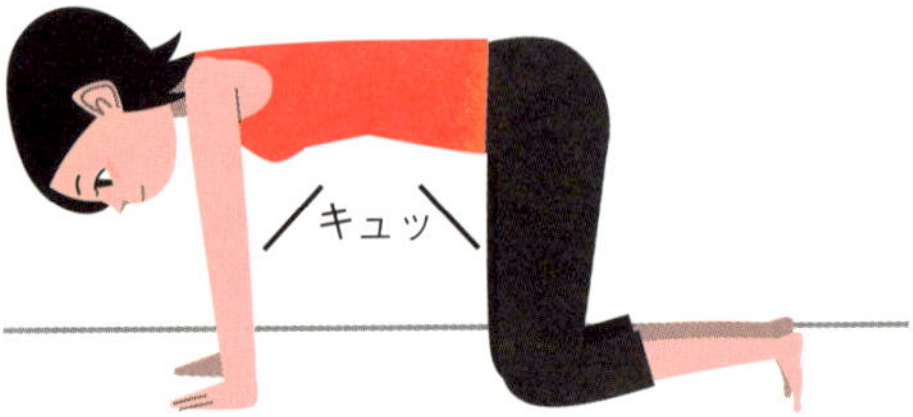
キュッ

2 左腕を上げる
※背中が曲がらないように注意

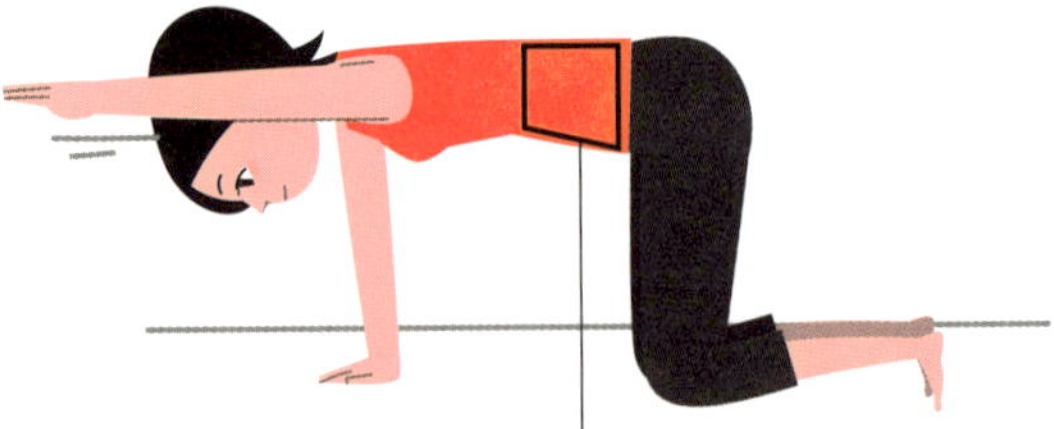
このとき左の腹横筋
がはたらいている

③ 右脚を上げて10秒キープ
※背中が曲がらないように注意

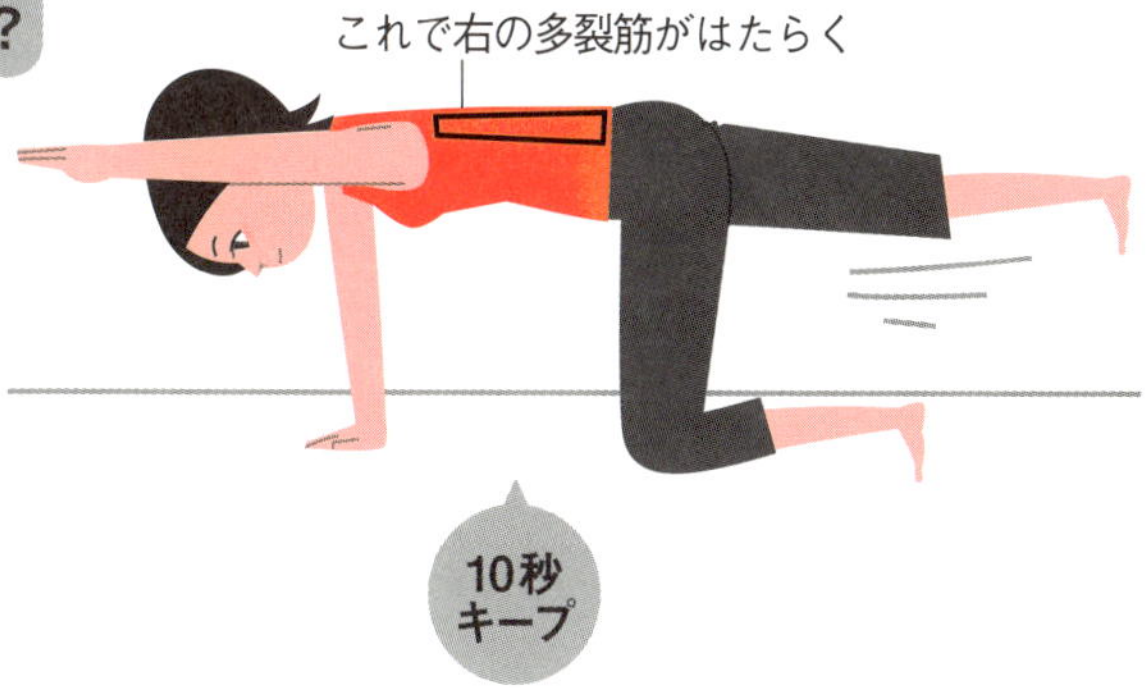
これで右の多裂筋がはたらく
10秒
キープ

④ 左右を入れかえて②〜③をおこなう。
これを3回くりかえす

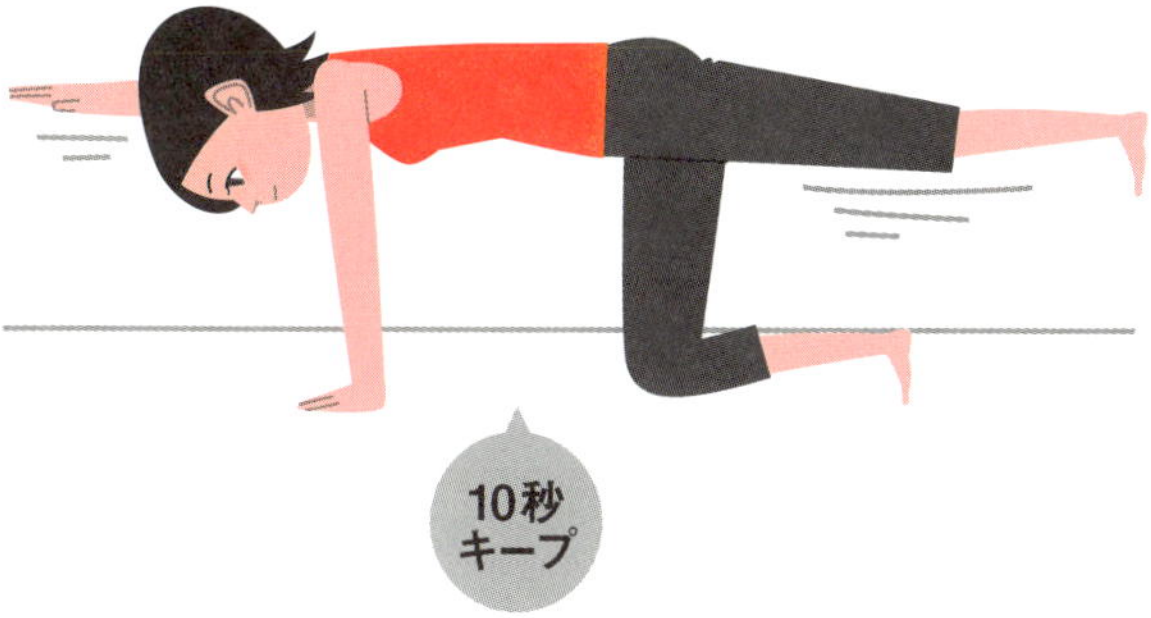
10秒
キープ

できない人は?

脚を上げるとバランスがくずれてしまうという人は、まずは腕を上げるだけでOK。
大事なのは、胴体をまっすぐにかためることです。

テレビを観ながらできる「サイドブリッジ」

このエクササイズは「ウォッチングTV」とも呼ばれています。横向きでおこなうので、テレビを観ながらでもできることから名づけられました。この動きは、腹横筋にとくに強くはたらきかけるため、腰を守るコルセット効果をより強化する作用が見こめます。もし余裕をもってできるようになったら、テレビを観ながら、どれくらい長い時間続けられるか挑戦してみるのもおもしろいでしょう。

どちらか苦手な向きがある人は、ゆがみを矯正するチャンス

「右向きならかんたんにできるけど、左はちょっと苦手」このように体の左右差に気づく方も多いと思います。これは、とてもよいことです。左右差というのは、体のバランスをくずす原因になることもあるので、今のうちに苦手な側をさらに3セット（10秒×3回）おこなうなどして、左右差を取りのぞきましょう。

サイドブリッジ

① 右腕をついて横向きに寝てドローイン

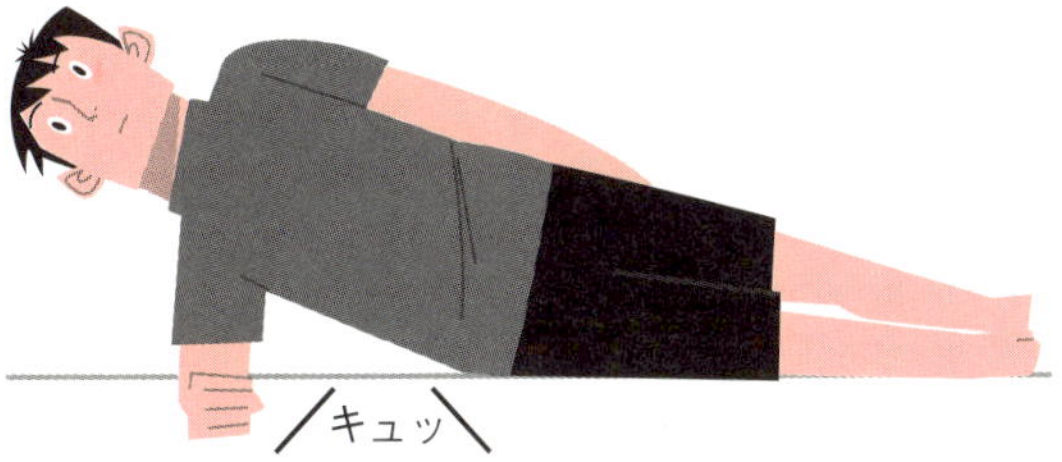

② 腰をグッと持ち上げて体をまっすぐにし、10秒キープ

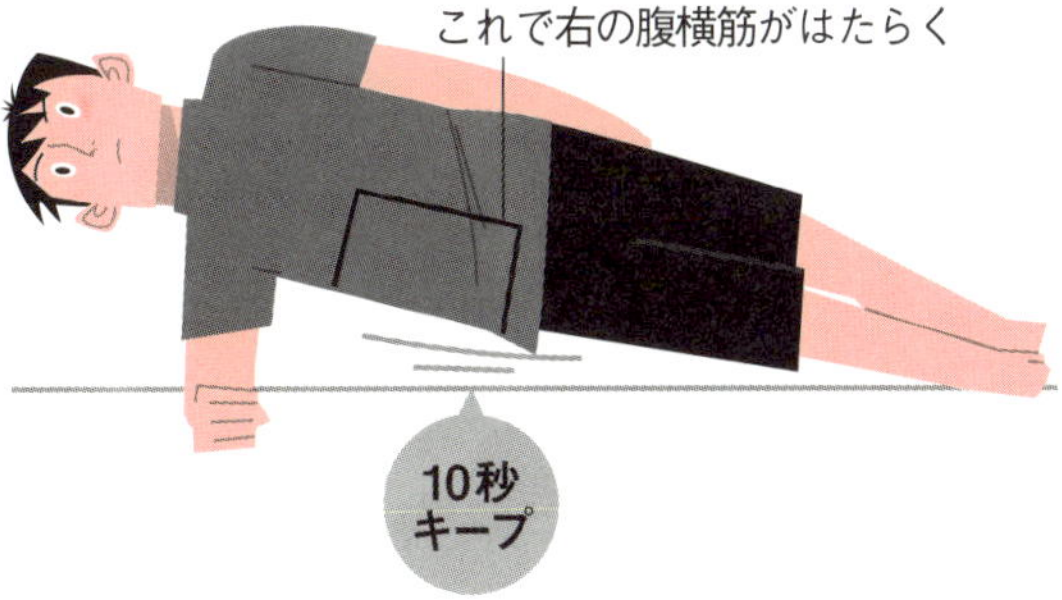

③ 左右を入れかえて②〜③をおこなう。これを3回くりかえす

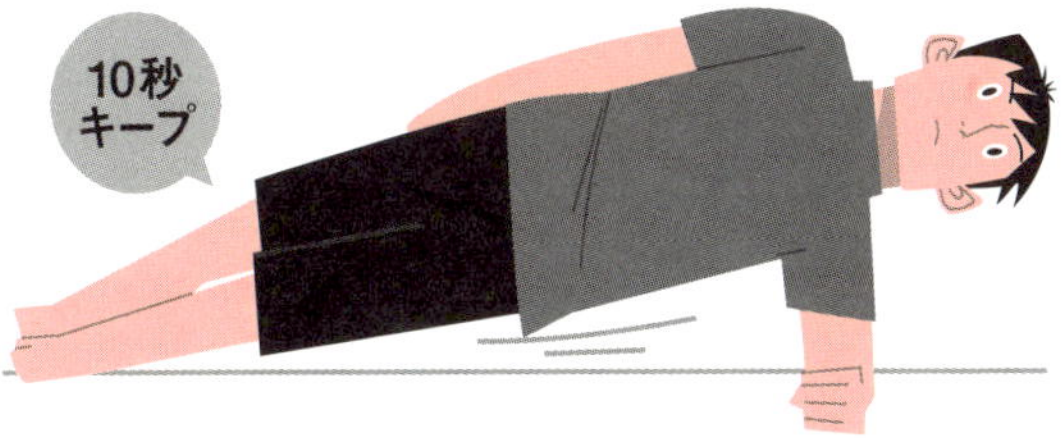

これができれば痛みと無縁に「エルボートウ」

最後はエルボートウ。この動きは一般の人には難しいと思いますが、もし10秒以上、ビシッと決められれば、アスリート並に体幹筋がしっかりはたらいているレベルです。10秒間エクササイズは腰痛改善だけではなく健康のためにも有効。ですから痛みが減ったら、この動きがラクにできることを目標に続けましょう。

これがかんたんにできるようになったら？

10秒ずつではなく、30秒、1分と時間をのばすなどの方法もありますが、ここまで体幹筋がきたえられれば、いろいろなスポーツに挑戦してみるのがおすすめです。体幹筋は動きの礎。きっと今までと違った体の動きを実感できると思います。

エルボートウ

1 うつぶせからひじをついて、つま先を立てた状態でドローイン

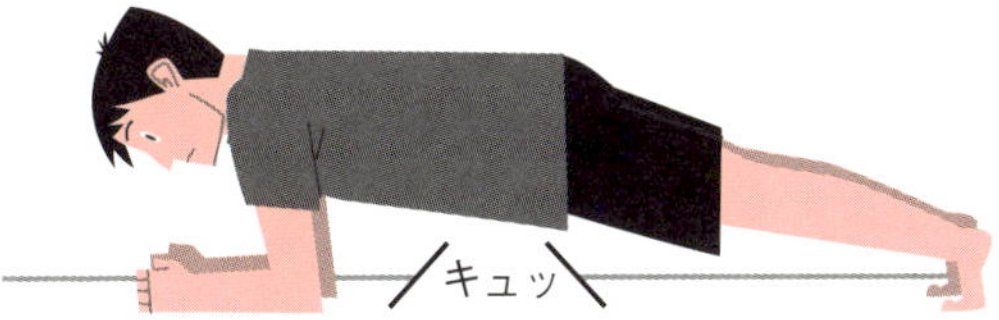

2 左腕を上げる
※背中がかたむかないよう注意

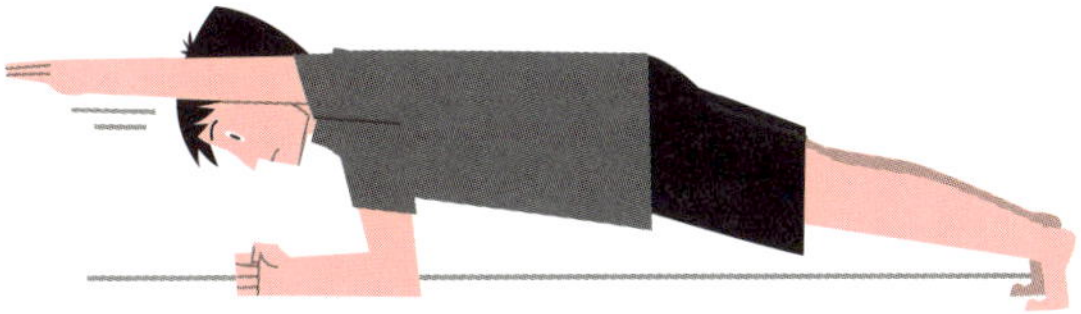

10秒キープ

3 右脚を上げて10秒キープ
※背中がかたむかないよう注意

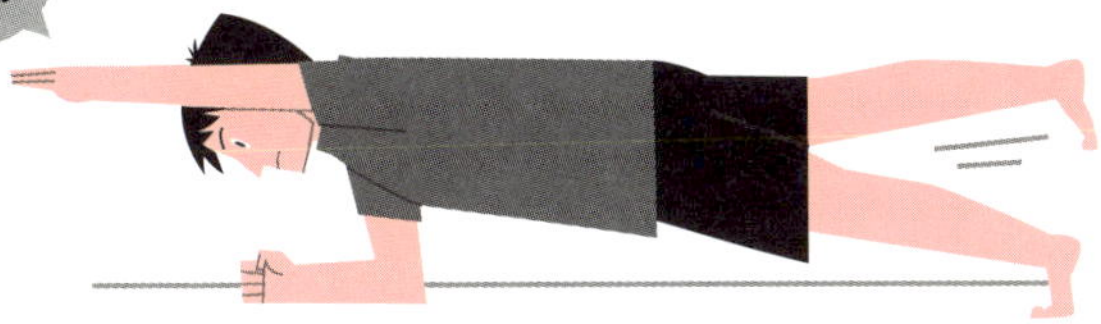

10秒キープ

4 左右を入れかえて②〜③をおこなう。
これを3回くりかえす

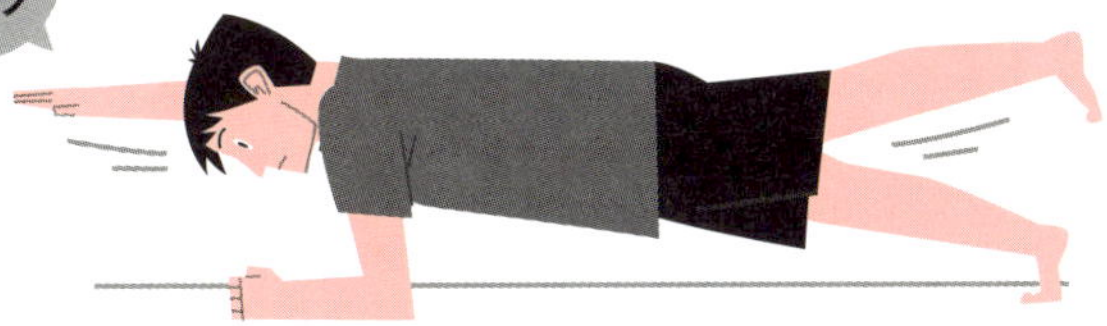

朝の1分が、腰の1日を左右する

10秒間エクササイズを「いつ、おこなえばいいのか？」と質問されることがあります。これは、いつでもどこでも何度でもおこなってかまいません。

いくら効果的なエクササイズでも、やりすぎはかえってよくないと思っている方もいらっしゃると思います。でも本書で紹介するローカル筋をきたえる動きの場合、そのような心配は無用です。

筋トレというと、ムキムキの胸や割れた腹筋をイメージしがちですが、このように筋肉を大きくするトレーニングは、筋線維を破壊し、傷ついた筋線維を回復させて筋肉を肥大化させるというプロセスになっています。

だから筋肉を回復させるために休む日も必要になりますし、やりすぎて筋肉を破壊しすぎるのも逆効果になってしまいます。

しかしローカル筋は、どんなにきたえてもそれほど大きくなりません。大きくならないということは、筋肉もあまり傷つかないということ。ゆえに「やりすぎてはいけない」こともないのです。

10秒間エクササイズは、手足を床につけなければいけないため、いつでもできるものではないと思います。そこで、おすすめしたいのが朝一番、左右2セットずつのプログラムです。

じつは10秒間エクササイズは、アスリートのあいだでも浸透していて、**多くの競泳のオリンピック選手が、競技前に同様のエクササイズをおこない、ローカル筋を目覚めさせてから本番に臨んでいます**。ロンドンオリンピックでのメダルの量産は、個々の選手の努力のたまものではありますが、競技前に体を目覚めさせたこともひと役買っているのではないか？ と言われています。

そこで、みなさんもアスリートにならい、1日の始まりに体を目覚めさせましょう。起きたらすぐ、10秒間エクササイズをおこなってみてください。まず、1セット目で腹横筋、多裂筋が目覚めます。さらに2セット目で寝ぼけ眼《まなこ》の筋肉をシャキッとたたき起こしましょう。すると、すべての動きが軽快になり、気持ちよく朝の時間をすごせるようになります。

さらに、寝る前のタイミングもおすすめです。1日が終わるころには体も疲れきっていると思います。疲れているということは、全身の筋肉も疲労し、少しかたくなっているかもしれません。

そこで、**寝る前にグゲッと刺激を与えることで、きたえられるだけでなく疲労物質がスッと流れやすくなり、快眠を導きやすくなります**。

さらにドローイン（142ページ）は、いつでもどこでもできるのでおすすめです。電車の中、デスクワーク中、歩きながら、など気づいたときに実践してください。どんなに忙しい人でも、お腹が忙しくなるのは食事どきくらいです。生活のなかにどんどんドローインを組みこんでいきましょう。

そんなに何度もできなくても、朝だけは欠かさず実践していただきたいと思います。起きたらすぐに10秒間エクササイズ、そして、歯を磨きながらドローイン。毎朝このふたつを取り入れるだけで、**体の芯からしっかり目覚めて、みなさんの腰を支える準備をしてくれるはず**。

起きてから出かけるまでは、多くの方が、習慣で動いているはずです。このなかにエクササイズを組みこめれば、トレーニング最大の難関である「続けること」もなんなくクリアできるでしょう。こうなればしめたもの。腰痛から解放される日が、また一歩近づいています。

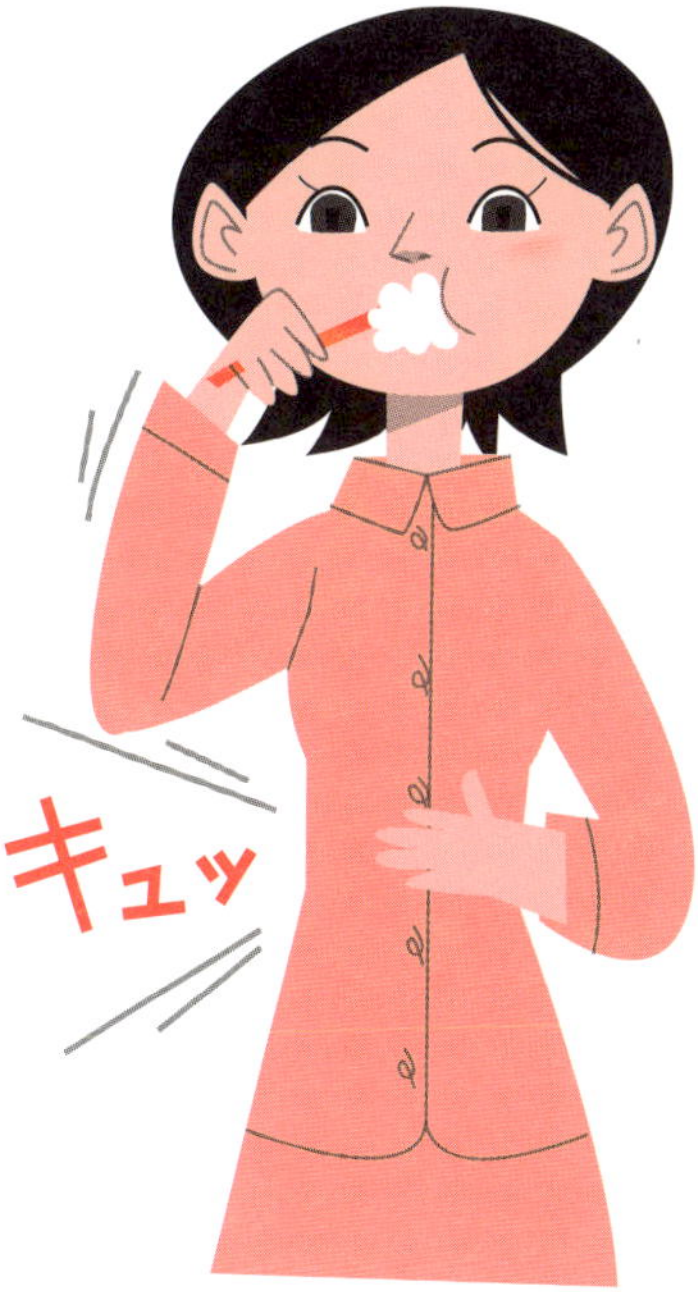

腰痛以外の不調まで、たった1週間で改善

これまで紹介したエクササイズは、「腹横筋と多裂筋をきたえるためのもの」と言いつつ、じっさいは多くの筋肉も動いています。

10秒間エクササイズでは、体幹筋はもちろん、脚を上げる動作により骨盤にある大臀筋や、太ももの裏側にあり股関節を伸展させるハムストリングを使います。また腕を上げる動作により、肩甲骨の動きにかかわる三角筋など、多数の筋肉が使われているのです。

さらに、10秒間エクササイズは上半身、腰、下半身の筋肉を連動させることで、**全身の眠った筋肉が目覚めると同時に**、日常動作をラクにする筋肉の使い方が身につくため、**バランス感覚も向上**していきます。

もともと10秒間エクササイズの3つの動きは、アスリートの体幹筋トレーニングとし

て生まれたものです。そのため、この動きをおこなえば、**腰痛緩和にとどまらず、体のパフォーマンスを上げる効果まで得られる**のです。

歳をとって動きが緩慢になった、と感じている人も多いと思いますが、10秒間エクササイズをおこなうことで、動きがだんだん機敏になっていきます。そのため、腰痛緩和以外にも次のメリットが体にあらわれてきます。

- **大またで速く歩けるようになった**
- **立ち上がる動作がすばやくなった**
- **体が軽く感じられるようになった**
- **階段の上り下りがラクになった**
- **ぽっこり出ていたお腹がすっきりした**
- **ひざの痛みまでなくなってきた**

腰の痛みが小さくなるのはもちろんですが、早い人なら1週間、遅くとも1か月目には、このような体の変化が出始めるので、次々と体におとずれるポジティブな変化を楽しみにしながら続けてください。

ただし第2章でも紹介したように、**仙腸関節が痛みの震源地と考えられる方は**、痛みが小さくなるまでに時間がかかってしまいます。そこで**最初の1か月は、腰痛緩和よりもここであげた体の変化を楽しむ**ようにしましょう。

なかには1か月をすぎても効果が出ないという人もいます。

このとき、考えられる理由はふたつあります。ひとつは**ステップアップをおこたっている**ということ。

「ハンドニーができない人は、最初は腕を上げるだけでいい」と書いてあるように、最初は腕を上げるだけでも体幹筋がはたらきますが、これはあくまで応急処置です。やはり腕を上げるだけでは、腰を強くするほどの負荷はかけられないので、この動作に慣れてきたら、少し無理をしてでも脚も上げるようにしてください。

もうひとつは、いつの間にか**10秒間エクササイズの動きを間違えている**こと。効果が出ない方のほとんどがこのケースだと思います。

人間は、ついついラクな動作をとってしまうものです。

そのため、毎朝欠かさず10秒間エクササイズをおこなううちに、腰を強くするための投資をしているという意識が減っていきます。すると、いつの間にか胴体がななめになったり、手足をしっかり上げていなかったりするなど、ラクな姿勢になりがちなのです。

これを見極めるポイントが、呼吸。

自分の運動レベルに合った10秒間エクササイズを2セットほどおこなえば、運動後は自然に大きな深呼吸をするはずです。これが出なくなったら要注意。まずは、「手足をのばす（サイドブリッジの場合は腰を上げる）前に、ドローインをおこなっているか」「のばしているとき、体がよれたり曲がったりしていないか」の2点で、動きが正しくできているか確認しましょう。

動きが正しいにもかかわらず、自然に大きな深呼吸ができないときは、回数を増やすか、ハンドニーをおこなっている人はサイドブリッジに切りかえるなどステップアップをしてください。

体のスイッチが入れば、心も変わる！

このエクササイズの動作は「強い腰」をつくるためのものです。でも、その効果は痛みの震源地からくる腰痛の緩和にとどまらず、もうひとつの原因、**脳によって増幅される痛みも緩和してくれる**のです。

「腰痛を自分で治すためにがんばる」と決意した時点でメンタルは上向きになりますが、それ以上に体の変化は心の変化を導いてくれます。

心と体は、密接な関係を築いています。

たとえば「自律神経失調症」という病名を耳にしたことのある方は多いと思います。これはおもに心にトラブルを抱えた方につけられる病名ですが、**自律神経というのは、そもそも呼吸、血液循環、体温調節など、生きるために必要な機能を制御するためのもの**。

この神経には、交感神経優位と副交感神経優位があり、これらをかんたんに説明すると、

交感神経は「動かす」ため、副交感神経は「休める」ためのものです。

強いストレスを受けると体はつねに緊張状態になり、交感神経ばかりがはたらき、副交感神経がはたらきにくい「休むのが下手な体」になっていきます。

こうなると、脳を休ませることもできず、眠りが浅くてイライラ、ささいなことが気になってイライラ、……とストレスが溜《た》まりやすくなり、通常よりも痛みを強く感じてしまいます。

心と体は別、と考えがちですが、このように神経のはたらきを見ると、そこにはしっかりとした因果関係が存在するのです。

バランスが悪くなった交感神経、副交感神経のはたらきを改善させるには、いくつかの方法があります。

ひとつは、いちいち考えこんだりせず、気楽に生きること……。でも、これができれば、そもそも自律神経に異常はきたしません。

もうひとつは、ストレスのもとを断つこと。これも少し無理があります。仕事がストレスになるからといって、即座に仕事を辞めるなんてことはできません。

では、**リスクなく自律神経のはたらきを正常化させる方法は何かというと、それは「運動」**なのです。運動をすることで神経のはたらきも正常化します。

本書のエクササイズはどれもシンプルです。でも、ローカル筋をきたえると、ふだんの生活の動き一つひとつに変化がおとずれます。

「今日は腰が痛いから、掃除をするのをやめようかな……」
「腰の調子が悪いから、今日の晩ごはんは出前にしよう」
「飲みに行きたいけど、休んだほうがいいかな……」

このように腰痛をわずらっている方々は、生活のあらゆるところで体を動かす機会を失っているのです。ローカル筋をきたえれば、「〇〇だから」の部分がごっそりなくなり、どんどん活動的になっていきます。こうして体を動かす機会が増えれば、1日の運動量も増える。すると自律神経も正常化し、痛みが生活に影を落とす日々から前を向いて生きる人生へと変化します。

みなさんのまわりにいる方々も、ランニングや水泳が趣味など、体を動かす機会の多い人ほど、心も元気な気がしませんか？

このように、**心を前向きにするスイッチを入れるには、まず体のスイッチを入れなければいけません**。いわば、体のスイッチは主電源。だから、まずは動くことで体のスイッチをオンにしましょう。すると、心のスイッチもオンになりやすいため、脳からの痛みもどんどん小さくなっていく好循環が生まれるのです。

適切な運動は、腰の骨からの機械的な痛みを止めるだけにとどまらず、脳が増幅する痛みまで止めるのです。

これまで多くの腰痛対策を試してきた方のなかには、本書の方法でも痛みが小さくならない方もいるかもしれません。このような方は、もしかしたら骨より脳から痛みがきている可能性が高いのではないでしょうか。

骨からくる痛みが小さいと、エクササイズの効果はどうしても薄くなりますが、もうひとつ、**多くの改善法を試した経験から、どの方法にも猜疑心を抱いてしまう**という精神状態になっていることも考えられます。

本書の運動は、第2章で紹介した人類すべてに共通した人体のしくみにもとづいているので、**同じ人類であれば必ず成果が出るはず**。

エクササイズの効果を疑う必要はありません。不安にならず、自信をもって続けてください。そうすれば、必ず痛みも小さくなっていくでしょう。

第4章

一生痛みのない生活を送る「構え」の極意

腰痛を過去のものとするために

ここまで、「本書の方法で腰痛が治る」とは断言してきませんでした。

おそらく多くの人が「治る」と言われると、完全に痛みがなくなり、再発しない状態を思い浮かべると思います。しかし、脳、腰の骨の両面からきちんと改善したとしても、生涯わずかに痛むことすらないとは言いきれません。

書店には多くの「腰痛が治る」と書かれた本が並んでいます。あえて「治る」という強い言葉を使うことで、脳に強くはたらきかける効果はありますが、どの本に書かれているることを試しても、痛みがゼロになることはないでしょう。

もちろん、せっかく本を買っていただいたのだから「治った」と感じていただきたい気持ちはあります。

そこで、「腰痛が治る」ということをゼロから考え直してみました。

つぶれた椎間板はもとどおりにはできないので、完全にもとに戻るという意味での「完治」は、腰痛ではあり得ません。

でも痛みを大幅に小さくすることはできます。ある程度まで小さくなれば、腰痛がみなさんの生活に暗い影を落とすこともなくなります。

そんな生活が続いたら、いずれ腰痛についてこう話すときがくると思います。


「腰痛？　私も昔は大変だったよ」


悩まされ続けた腰痛を、過去のものとして話せた。

こんな日がおとずれたときこそ、「腰痛が治った日」といえるのではないでしょうか？

つまり、**腰痛が治るとは、「腰痛を過去のものとすること」**だと思います。

この章では、みなさんにその日を一刻も早くむかえていただくため、生活のなかでできる腰痛の改善法を紹介していきます。

痛みのない自分だけの「構え」を身につける

39ページで腰痛が緩和されたイメージイラストを紹介しましたが、再びこれを見ていただきたいと思います。

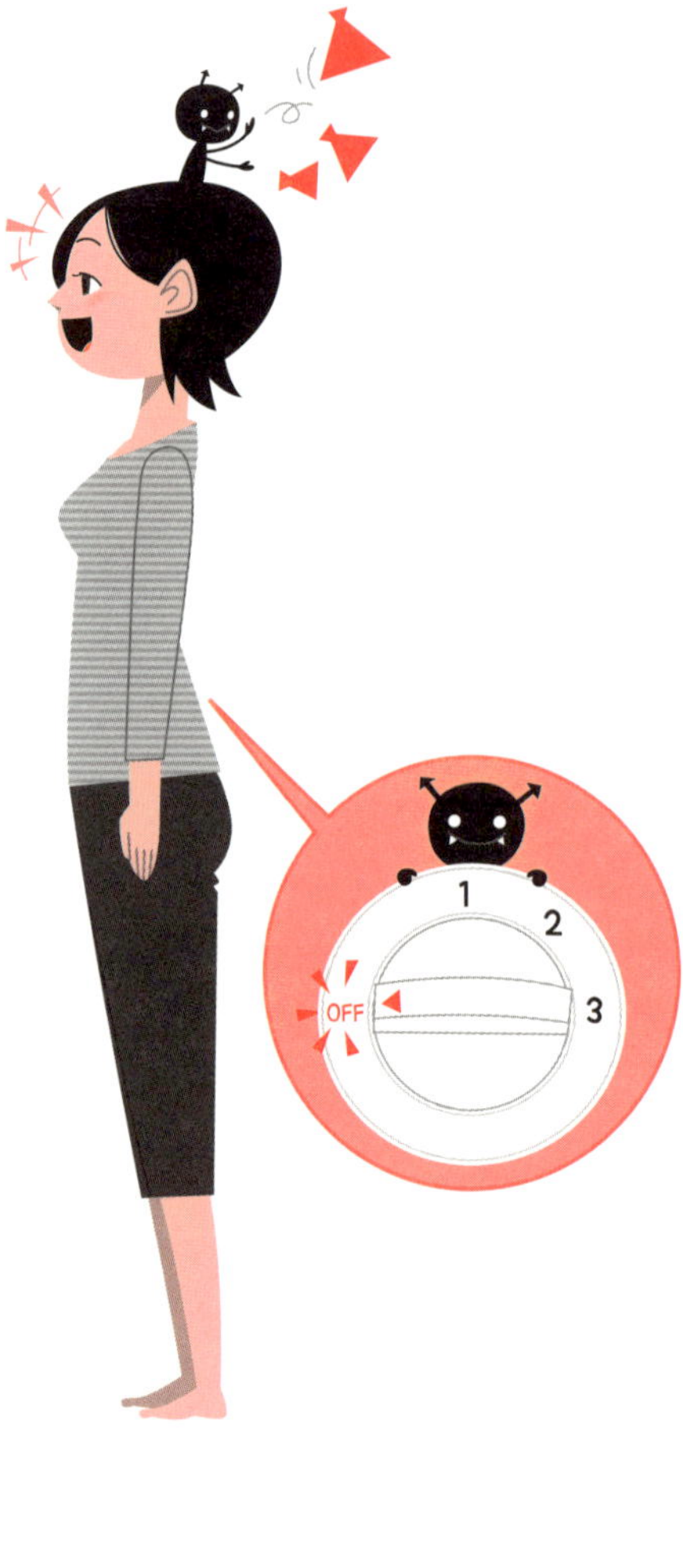

ご覧のとおり、脳のメガホンがなくなり、腰の痛みを示すダイヤルがオフになったため、これまでより圧倒的にラクになります。でも腰痛そのものが完全になくなるわけではありません。

第3章では、強い腰をつくることでダイヤルの最大値を小さくしてきましたが、腰痛を完治させるには、スイッチそのものをひねらせないことが必要です。

といっても、前かがみになれば椎間板、後ろに反らせば椎間関節、片脚に体重をかけると仙腸関節にどうしても負担がかかってしまうので、痛みの震源地への負荷がかかる動作をゼロにするのは不可能と言ってよいでしょう。

でも、このときにかかる負担を小さくする方法ならあります。

それが自分にとってベストな姿勢、つまり「構え」を身につけることです。

腰痛をわずらっている方は、背中が丸まっていたり反らせすぎていたり、立ったらすぐ片脚に重心をかけたりと、痛みの震源地に負担をかける姿勢をとってしまうことが多いのです。

これでは、せっかく強い腰を手に入れて痛みが軽くなったとしても、小さな腰痛をしょっちゅう感じてしまうため、腰痛を過去のものにするには至りません。

せっかく体に芯をつくり強い腰をつくるメソッドを始めたのですから、体の構えも変えていきましょう。

第3章で「骨は筋肉が支えている」と紹介しましたが、姿勢によっては、ローカル筋が腰椎や骨盤にかかる負担を大きく減らしてくれます。

背中を丸めた姿勢は、椎間板に大きな負担をかけてしまいます。

逆に腰を無理に反らせすぎている人は椎間関節に大きな負担をかけています。

体の左右どちらかに負担をかけることの多い人は、仙腸関節に負担がかかりやすくなります。

でも、きれいに立つと、前後左右均等に負荷が分散されるため、腰椎や骨盤への偏った負担が軽減されます。

とはいえ姿勢は、みなさんが何十年と歩んできた人生によってつくられた体のクセなので、かんたんには変えられないと思います。そして「よい姿勢」と言われても、自分の体でそれを実現する方法をご存じない方も多いのではないでしょうか。

そこで、ご紹介したいのが「ニュートラルゾーン」と名づけられた腰のポジション。これを意識することで、痛みの震源地によけいな負荷をかけず、しかもよい「構え」が身についていきます。

負荷最小の究極の姿勢「ニュートラルゾーン」

ニュートラルゾーンとは、左のイラストのように背骨がきれいなカーブを描き、**お腹と背中の両方から腰椎を支えている、痛みの出ない状態**のこと。

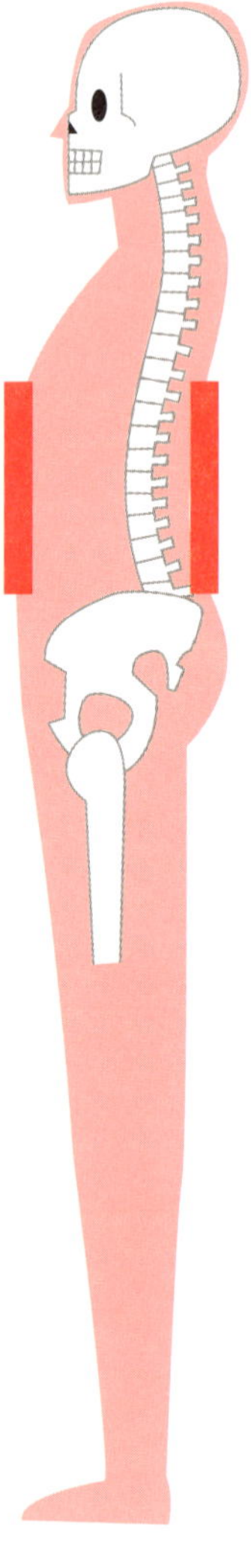

体に1本の芯が通ったようにまっすぐ立ち、さらに、**頭の頂点にフックをつけられ吊るされているようなイメージ**をもつことで、多くの人は背骨の美しいカーブをつくれると思います。

このとき、椎間板や椎間関節に加わる負荷はもっとも小さくなっています。

もちろん、椎間板が痛みの震源地になっている人は少しだけ腰の反りを強くし、椎間関節から痛みがきている人は少しだけ腰の反りを弱くしたほうがよいなど、人によってニュートラルゾーンは変わります。そのため、**自分にぴったりのゾーンをみつけることは難しいのですが、「腰に痛みが出たとき」なら探りやすくなります**。決して無理はせず、チャレンジしてください。

ポイントは「骨盤の角度を変える」という、あまり意識的におこなう機会のない動きが必要になります。まずは骨盤と腰椎の関係からご説明します。

下のイラストを見てください。骨盤には、仙骨という骨があり、この骨は腰椎とくっついています。そのため、骨盤を動かすことで、この動きにつられて腰椎のかたむきも変わるのです。

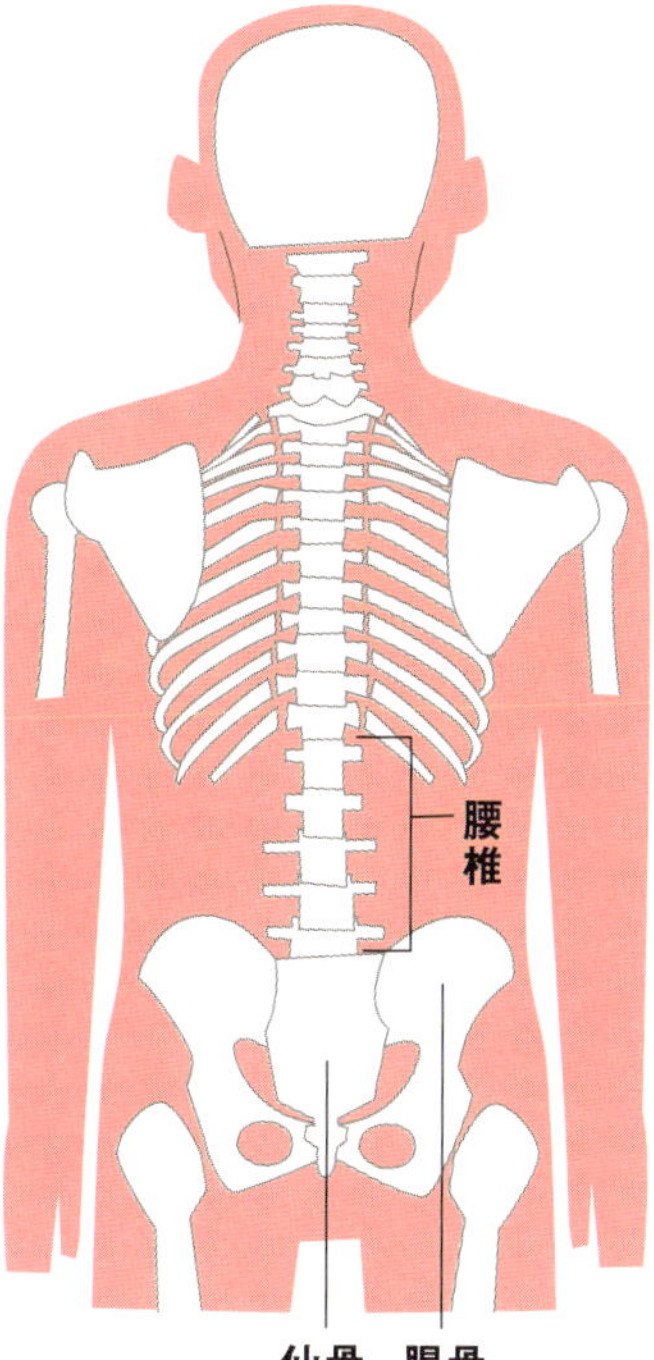

骨盤のわずかな動きも、腰椎には影響する

それでは骨盤を動かしたときの腰椎のかたむきを見ていきましょう。

骨盤のかたむきを前傾、後傾とあらわしますが、前傾とは、骨盤の後ろの部分がグッと上にきている状態で、後傾は前の部分が上にきている状態をさします。

左ページのイラストを見ればわかるとおり、骨盤のかたむきによって、腰椎のカーブは大きく変化します。前傾すると椎間板への負担が減り、後傾すると椎間関節への負担が減ります。これをふまえて**骨盤のかたむきを変えることで、もっとも腰椎に負担のかからないポジションをみつけられます**。

ただし、骨盤のかたむきをつくるためには、腹横筋と多裂筋という体の奥にあるロール筋を活躍させなければいけません。これらが弱っていると、骨盤を動かしにくくなっ

てしまいます。もし、左のイラストで紹介する動きができない方は、10秒間エクササイズの時間を多めにとりましょう。

骨盤が後傾していると…

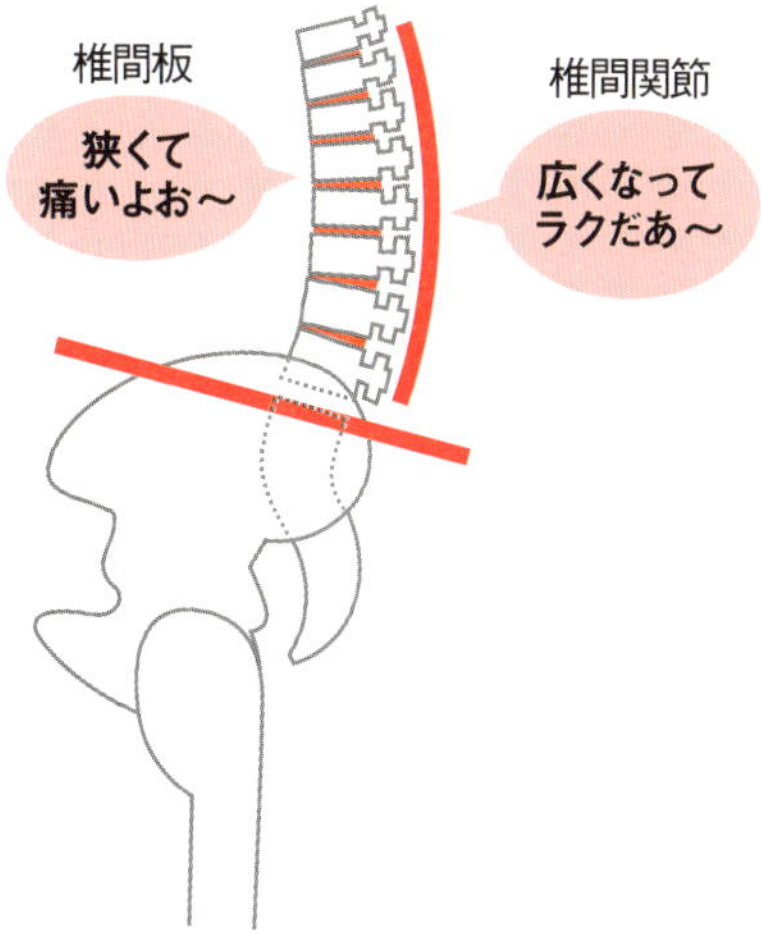
椎間板
狭くて痛いよお～
椎間関節
広くなってラクだあ～

椎間関節から腰痛がきている人は、少し骨盤を後傾させるとラクな姿勢になる。このとき使われるのが腹横筋なので、後傾が難しい人はドローインをおこなおう

骨盤が前傾していると…

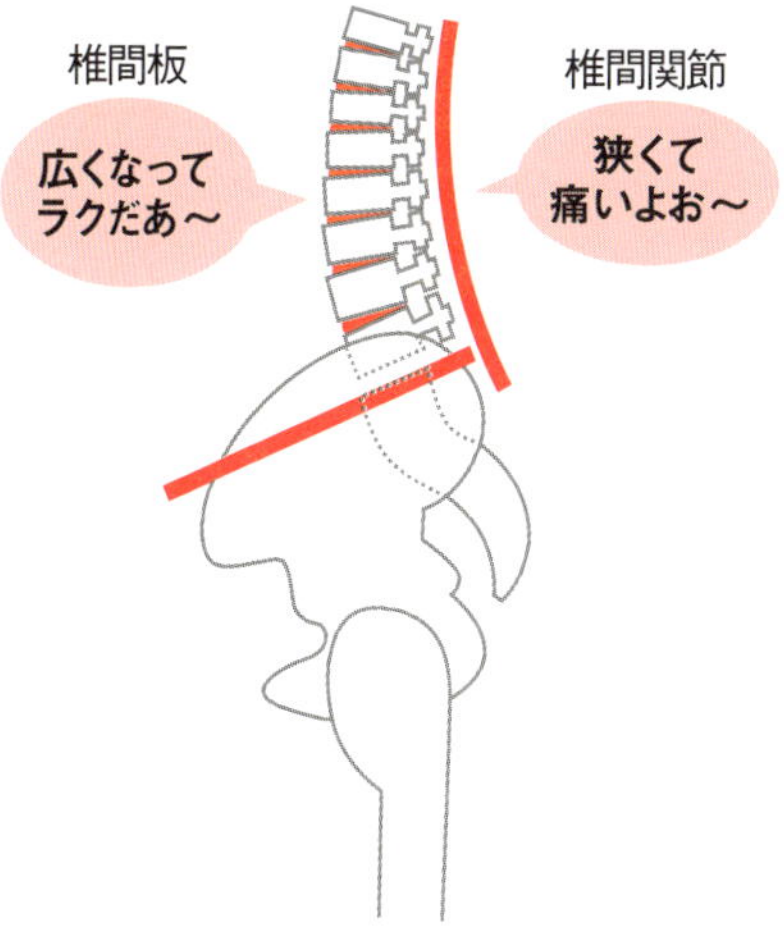
椎間板
広くなってラクだあ～
椎間関節
狭くて痛いよお～

椎間板から腰痛がきている人は、骨盤を前傾させる意識が必要。このとき使われるのは多裂筋。前傾の動きが難しい人は、10秒間エクササイズを多めにおこなおう

ニュートラルゾーンをみつけ出す方法

では、骨盤の角度を変える方法を実践しましょう。

まずは上半身を動かさず、腰だけをクイッと前後に動かします。
この動きで骨盤を前後傾させる感覚をつかんでください。
お歳を召した方や運動不足の方は背骨についたローカル筋が眠っているため、上半身もいっしょに動いてしまうかもしれません。このような方は、10秒間エクササイズの回数を少し増やしていただくとよいでしょう。また、ハンドニーなら、いつもより脚を少し高く上げようと意識してみてください。すると、骨盤をかたむかせるときに使う筋肉をより早く目覚めさせられるのです。

腰を前後に動かすのは、あくまで骨盤の角度を変える感覚をつかむためのもの。この動きがわかれば、今度は大げさに動かさず、骨盤だけをかたむかせることもできるようになります。

ここまでできれば、ニュートラルゾーンを探る準備の完了です。

腰に痛みがきた。もしくは、腰に痛みがきそうな違和感がある。

ここがチャンスです。こんな機会がおとずれたら、まずは、立ち上がって痛みに集中してください。次に、自分が頭からひもで吊るされているイメージで、まっすぐ立ちます。そして、ゆっくりと骨盤を前後傾させてみましょう。**椎間板が痛むのならゆっくり前傾、椎間関節が痛むのならゆっくり後傾**させることで、痛みのなくなるニュートラルゾーンをみつけやすくなると思います。

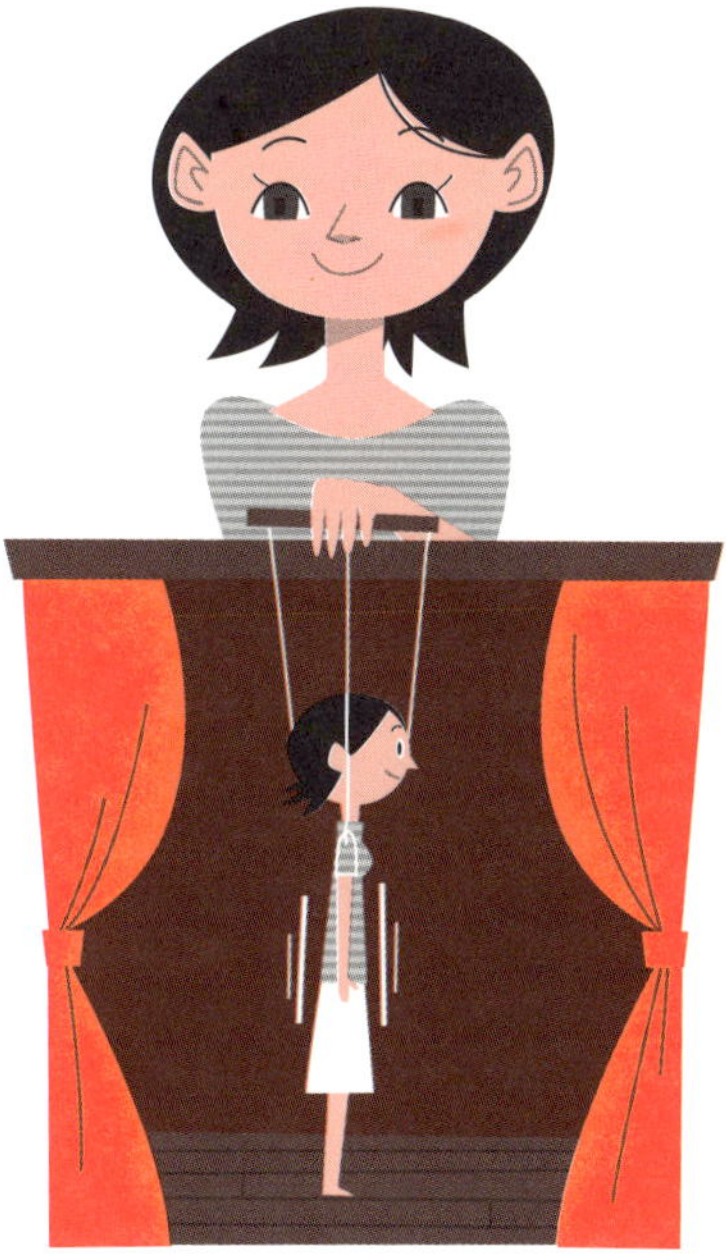

大事なのは、骨盤を「ゆっくり」動かすことです。できるだけゆっくり、骨盤のかたむきを変えていきましょう。ほとんどの方が、ほんの少しずつ骨盤のかたむきを変えていくと、痛みの小さくなるポイントをみつけられると思います。このときにつくられる腰椎のカーブこそ、みなさんに最適な「ニュートラルゾーン」です。

吊るされるイメージがよくわからなければ、つま先立ちをしてみるのもよいでしょう。バランスをとりながらまっすぐ立つ感覚がつかみやすくなります。

一度や二度では感覚がつかめないかもしれませんが、**痛みが出るたびに角度を探っていくことでだんだんとゾーンを限定できる**ようになってきます。「自分にはないかもしれない」などと不安にならず、続けてください。くりかえすうちに必ずつかめるはずです。

確定したら、今度は、なるべくその位置をキープしながら生活をしてみましょう。とはいえ腰椎のカーブが少しでも変わると、これまでとは体の使い方も変わってしまうため、最初はなかなか上手に体を動かせないかもしれません。

そこで、おすすめしたいのが軽いウォーキングです。

たとえば、会社帰りにひとつ手前の駅で降りて、まわりの景色を楽しみながら歩いて帰る。買い物をするときに「より安いところはないか？」と少し離れたお店ものぞいてみるなど、日常生活にニュートラルゾーンで体を動かす時間を少しだけ組み入れてみましょう。

また、座るときにもニュートラルゾーンを意識してみてください。骨盤を後傾させないように浅く腰掛けたり、背もたれを使わず座ったりし、ドローインを組み合わせればより効果的です。

運動によるローカル筋の目覚めとニュートラルゾーンを意識した構え、そして適度なウォーキングによる姿勢の慣らし。長い時間をかけて体に定着した姿勢も、この3つがそろえば変わっていきます。

立つ、歩くという**人間の基本的な動作をニュートラルゾーンでおこないながらすごせるようになれば、痛みの震源地を刺激する機会自体が減り**、刺激したとしても、より小さいものになっていくのです。

ささいな刺激も蓄積させてはいけない

最後に、もうひとつだけ日常から痛みを取りのぞくポイントを紹介したいと思います。

日常の動きには、左で紹介するように痛みの震源地に刺激を与えてしまう動きが数多く隠されています。

椎間板に刺激を与えるとき

長時間座っているとき（デスクワーク中）、布団を持ち上げたとき、靴を履くとき、重い物を持ち上げたとき、くしゃみやせきをしたとき　など

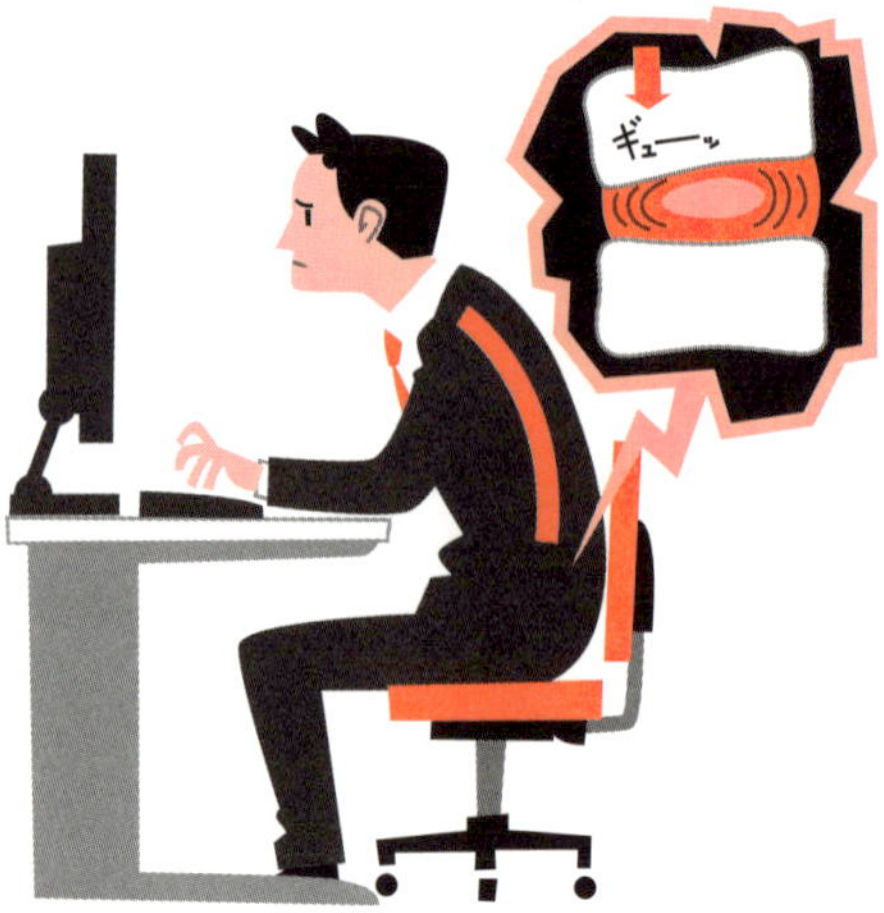

椎間関節に刺激を与えるとき

長時間立っているとき、ショルダーバッグを片方の肩にずっとかけているとき、台所仕事をしているとき、歩いたり走ったりしているとき、下り坂を歩いているとき　など

仙腸関節に刺激を与えるとき

階段を上るとき、横方向の動きをくりかえすとき、ジャンプ動作をくりかえすとき、大またで歩いたとき、生理のとき　など

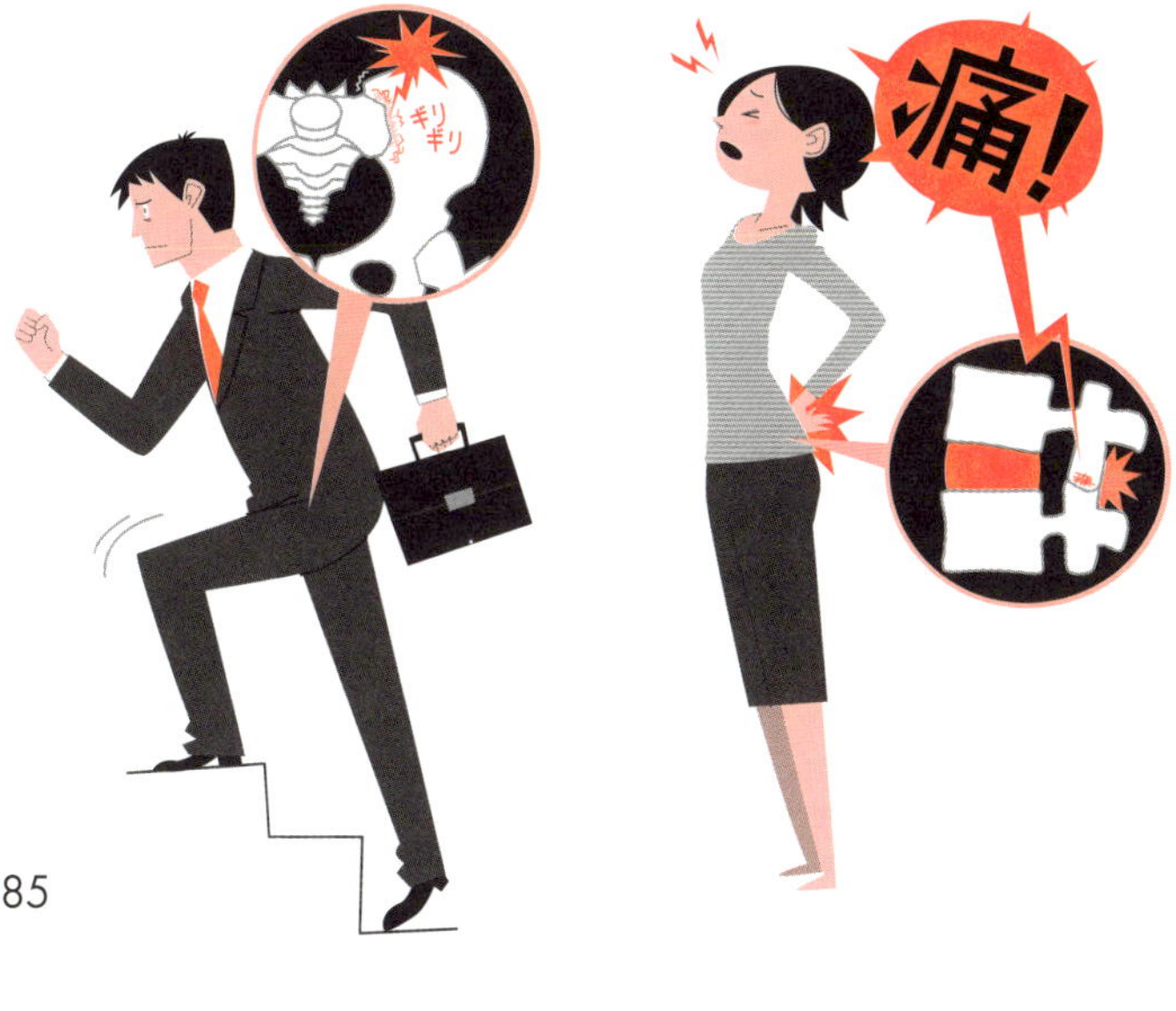

かんたんに言えば、痛みの震源地が椎間板なら前かがみになる、椎間関節なら背中を反らす、仙腸関節から片脚に体重を預ける動作により、負荷をかけやすくなってしまいます。

このような、ささいに思える刺激も、積もり積もって痛みの引き金を引くことになりかねません。

こうした刺激を回避する方法として、集中力を利用する方法があります。

144ページに、意識をすることで効果は高まると書きましたが、これは、ふだんの生活にも応用できるのです。

痛みの震源地に負担をかけるときは、少しだけ集中してみましょう。すると、腹横筋、多裂筋を含むローカル筋がはたらきやすくなるので、動きの負荷を受け流してくれるようになるのです。

集中といっても、大げさなものではありません。

くしゃみをするときなら、頭の中で一瞬「くしゃみをするぞ」と構えるだけで大丈夫。それだけでも充分な予防効果が得られます。

とくに椎間板から腰痛がきている場合はギックリ腰になりやすいため、ぜひとも、この方法を取り入れてください。

第2章の脳、第3章の骨。そして本章で紹介した構えが加われば、腰に痛みを感じる機会はグンと減りますし、痛みがおこったとしても、「ささいな違和感」程度にとどめることができます。

ここまでくれば、腰痛は過去の笑い話になることでしょう。

本書を読んだ多くの方が、私のもとをおとずれた患者さんのように、心からの笑顔で過去の腰痛話をしてくださることを、お祈りしています。

おわりに

腰痛については多くの書籍が出ていて、ネットやテレビにはさまざまな情報があふれています。でも腰痛に関してはわからないことが多く、何が真実なのか、どの治療が自分に合っているのかもわかりません。

自分の腰痛がおきている理由を理解し、自分に合った対処方法を実践していただくために、本書では最新の科学的事実にもとづいた知識を、わかりやすい表現で記しました。

腰痛者の85%は画像検査で異常がみつけられない非特異的腰痛と診断されます。私は脊椎外科専門医として1000例近い手術経験がありますが、スポーツドクターとしても長年アスリートの腰痛を診てきました。

腰痛をもつアスリートが、レントゲンなどの検査で異常を認めることはまれです。そのため、その診断には痛みのポイントがどこかをじっくり聞き、どこが痛いのかあちこち押し、どの姿勢で痛みが強くなるのかいろいろ動かしてみて、痛みの震源地を推定する必要があります。

また、アスリートは痛みをおこす動きをくりかえさなければならないので、その負担に耐えられる強くしなやかな腰をつくるためのトレーニングをしています。

スポーツ医学は一部のトップアスリートのための特殊な医学、ではありません。アスリートの診療から得られた知識や対処方法は、同じ身体構造をもつ、一般の慢性腰痛患者に対しても使われる最適な対処方法であるはずです。

この本に書かれている方法で自分の腰痛の原因を探りあて、そのメカニズムを理解し、体幹ローカル筋群をうまく使って体幹を安定させてください。そうしてニュートラルゾーンが維持された〝強くしなやかな腰〟を手に入れて、これまで悩まされてきた腰痛からみなさんが解放されることを願っています。

なお本書で用いた科学的根拠は、早稲田大学スポーツ科学研究科を主とした大学院生たちとおこなってきた研究成果から得ました。とくに埼玉医科大学助教の大久保雄氏、千葉県立保健医療大学助教の太田恵氏の研究成果を紹介させていただいております。これまで関係してきたみなさまに感謝いたします。

また伝わりにくい表現になりがちな医学的解説をわかりやすくかみくだいてくださった高橋書店の谷綾子さん、構成・執筆協力の大野マサトさんに深淵なる謝意を表します。

最後になりますが、整形外科医としてスポーツドクターとして育ててくださった先輩諸先生方と家族の皆に深謝いたします。

金岡恒治

●著者
金岡恒治（かねおか こうじ）
1988年筑波大学を卒業した整形外科医師。早稲田大学教授。筑波大学講師を務めた後に2007年から早稲田大学でスポーツ医学の教育・研究にたずさわる。シドニー、アテネ、北京五輪の水泳チームドクターを務め、ロンドン五輪にはJOC本部ドクターとして帯同した。
アスリートの腰痛予防研究に従事しており、体幹深部筋研究の第一人者。その腰痛予防方法を一般の腰痛者にも用いてもらうため本著を執筆する。

資格
日本整形外科認定医
日本脊椎脊髄病学会認定指導医
日本体育協会認定スポーツドクター
日本水泳連盟医事委員長

一生痛まない強い腰をつくる

著　者　金岡恒治
発行者　髙橋秀雄
編集者　谷　綾子
発行所　**高橋書店**
〒112-0013　東京都文京区音羽1-26-1
編集 TEL 03-3943-4529 / FAX 03-3943-4047
販売 TEL 03-3943-4525 / FAX 03-3943-6591
振替 00110-0-350650
http://www.takahashishoten.co.jp/

ISBN978-4-471-03209-8

※本書についての問合せ
土日・祝日・年末年始を除く平日9：00〜17：30にお願いいたします。
内容・不良品／☎03-3943-4529（編集部）
在庫・ご注文／☎03-3943-4525（販売部）